Vitamintabelle

Dr. Inge Hofmann
Sonja Carlsson

Vitamintabelle

Die macht wirklich gesund!

Topfit und voller Energie
mit Vitaminen, Mineralien,
Spurenelementen
und Biostoffen

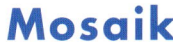

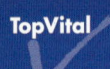
Inhalt

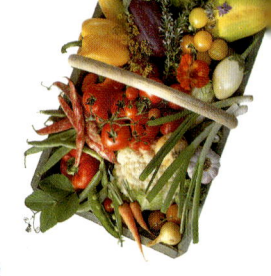
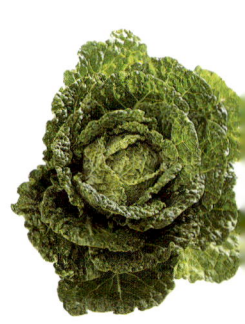

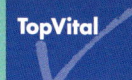

Biostoffe mit speziellem Nutzen fürs Wohlbefinden   34

Tabellenteil Vitamine   40

Tabellenteil Mineralstoffe   68

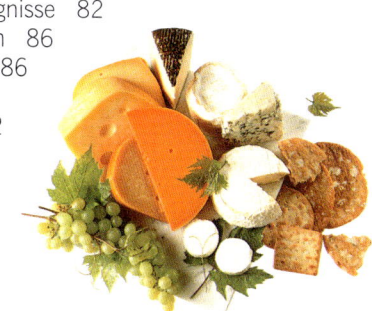

Vitalstoffe – Zündfunken des Körpers

Biostoffe und mehr

Wer richtig gesund und fit bleiben möchte, muß seinen Körper nicht nur mit energieliefernden Nahrungsbausteinen – also mit Eiweiß, Fett und Kohlenhydraten – versorgen, sondern ihm auch spezielle Biostoffe geben. Dazu gehören hauptsächlich die Vitamine und die Mineralien. Sie können vom Körper selbst nicht gebildet werden, sondern müssen ihm regelmäßig zugeführt werden. Diese Stoffe werden nur in sehr kleinen Mengen benötigt und kommen in Lebensmitteln in unterschiedlichen Dosierungen vor.

Vitamine und Mineralien sorgen dafür, daß Eiweiß, Fett und Kohlenhydrate optimal verwertet werden, daß Schadstoffe und Krankheitserreger sofort bekämpft werden und daß die körpereigenen Strukturen intakt und leistungsfähig bleiben. Sie unterstützen so das perfekte Funktionieren der Fabrik »Mensch« und sind damit unerläßliche Helfer für Gesundheit und Wohlbefinden.

Zu diesen Gesundmachern gesellt sich nun eine weitere Substanzklasse, die bioaktiven oder sekundären Pflanzenstoffe. Sie sind zwar nicht lebensnotwendig, aktivieren aber jene körpereigenen Mechanismen, in denen der Schlüssel zu mehr Gesundheit und mehr Vitalität steckt. Diese Substanzen führen im Körper zahlreiche »Wartungs- und Aufräumarbeiten« durch, die für den Schutz vor Zivilisationskrankheiten wichtig sind:

Sie fangen zellzerstörende freie Radikale ein, reparieren beschädigte Erbsubstanz oder inaktivieren Krebserreger. Dadurch gelten sie mittlerweile als Geheimwaffe gegen viele Leiden unserer Zeit wie Bluthochdruck, Krebs, Herzinfarkt, Arteriosklerose oder Schlaganfall.

Mangel-
erscheinungen

Während man den Mangel
an bioaktiven Pflanzenstoffen
allenfalls an einer erhöhten
Anfälligkeit für Zivilisationskrankheiten feststellen kann,
gibt es für Vitamine und
Mineralien optimale Blutwer-
te, die für eine gute Gesundheit unerläßlich sind. Mängel
führen immer zu mehr oder
weniger ausgeprägten Fehl-
funktionen des Körpers, in
extremen Fällen sogar zum
Tod. Während echte Mangelkrankheiten und Todesfälle
in der industrialisierten Welt
sehr selten sind, leiden aber
zahlreiche Menschen an
mehr oder weniger ausge-
prägten Unterversorgungen,
meist spürbar an einer nach-
lassenden Leistungsfähigkeit
und Vitalität. Das kann zahlreiche Ursachen haben:
● Einseitige Ernährung/Diät
● Meiden wichtiger Nah-
rungsmittel aus Angst vor
Schadstoffen (»Tschernobyl-
Syndrom«)
● Minderwertige Kost (Fast-
food, Fertiggerichte, Diät-
produkte)
● Verschlechterte Resorption
von Vitaminen und Minera-
lien durch Magen-Darm-
Erkrankungen
● Schwangerschaft, Stillzeit,
Alter

● Leberschäden (Alkoholis-
mus!)
● Erhöhter Verbrauch von
Biostoffen im Körper durch
Infektionen, Tumore, Streß,
Leistungssport, nach Ope-
rationen und Verletzungen
● Arzneimittel wie z. B.
Abführmittel, Entwässe-
rungsmittel, krampflösende
Mittel, Antibiotika, Pille

Wenn Defizite in der Vital-
stoffbilanz festgestellt werden, muß immer nach den
Ursachen gefahndet werden.
Erst dann führt eine Ergän-
zung mit den fehlenden Stof-
fen langfristig zum Erfolg.

Der richtige Umgang
mit Vitamin- und
Vitalstoffpräparaten

Echte Vitamin- und Mineral-
stoffmängel sollten durch
eine ärztliche Untersuchung
aufgespürt und gezielt be-
handelt werden. Hier reicht
die Ernährung nicht mehr
aus, es muß dann ein ent-
sprechendes Präparat eingenommen werden. Eine Nah-
rungsergänzung mit einem
Vitamin- oder Mineralstoff-
präparat kann bei bestimmten Belastungssituationen
mit erhöhtem Verbrauch,
z. B. bei Streß, großen kör-

perlichen oder geistigen Leistungsanforderungen, nach Infekten oder zur therapeutischen Unterstützung bestimmter Krankheiten (insbesondere Immunschwächen) angezeigt sein.

Es ist mittlerweile sehr populär geworden, regelmäßig Vitamine und Mineralien einzunehmen, hauptsächlich in dem Wunsch, jung und fit zu bleiben (oder wieder zu werden). Wer mit solchen Präparaten bewußt umgeht, kann damit seine Gesundheit bei erhöhten Belastungen wirkungsvoll schützen. Allerdings ist eine Versorgung mit Pillen kein Ersatz für Fehler in der Ernährung und Lebensweise. Sie können nur »nachbessern« und reparieren, was durch äußere Einflüsse oder Nachlässigkeit geschädigt wurde.

Mit den folgenden Regeln geht es Ihren Biostoffen immer gut:

● Lassen Sie regelmäßig von einem kompetenten Arzt einen Vitamin- und Mineralstoffstatus ermitteln. Nur so haben Sie einen Überblick darüber, was Sie wirklich brauchen, und führen nicht unnötig Stoffe zu, die Ihr Körper nicht braucht.
● Versuchen Sie, leichte Vitamin- und Mineralstoff-

mängel zunächst durch eine Änderung der Ernährung/ Lebensweise in den Griff zu bekommen. Essen Sie z. B. mehr Obst und Gemüse, oder senken Sie Ihren persönlichen Vitalstoffverbrauch durch eine gelassenere Lebensweise (Streß ist der Vitaminräuber Nr. 1!) Greifen Sie erst dann zu einem Hilfsmittel aus der Apotheke. Forscher haben in jüngster Zeit herausgefunden, daß synthetisch erzeugte Vitamine öfter unerwünschte Nebenwirkungen zeigen als die gleiche Dosis in einem Nahrungsmittel. Vermutlich liegt dies daran, daß die Vitamine im natürlichen Verbund durch zahlreiche Begleitstoffe besser vom Körper vertragen werden als bei isolierter Zufuhr.
● Therapieren Sie zur Nahrungsergänzung nie über den von der Natur vorgesehenen »Höchstwert« im Körper hinaus (außer als pharmakologische Therapie bei schweren Krankheiten wie Krebs, Aids, Autoimmunerkrankungen etc., bei denen sehr hohe Dosen zur Behandlung eingesetzt werden und auch heilend wirken). Bedenken Sie, daß manche Vitamine oder Mineralien in zu hohen Dosen giftig sind, z. B. Vitamin A, D oder Selen.

● Je älter Sie sind, desto schlechter werden Vitamine und Mineralien aus der Nahrung aufgenommen. Es kann daher erforderlich werden, regelmäßig eine Nahrungsergänzung einzunehmen. Lassen Sie sich zu diesem Thema von Ihrem Hausarzt beraten.

Tips und Tricks für mehr Vitalstoffe in der Ernährung

Generell sollte die Nahrung die Grundlage für die Versorgung mit Vitaminen, Mineralstoffen und bioaktiven Pflanzenstoffen sein. Wer hier planvoll vorgeht, schafft sich eine Vitalitätsquelle von hohem Gesundheitswert. In der richtigen Ernährung liegt der Schlüssel zur optimalen Versorgung des Organismus mit Vitalstoffen. Hierfür sind zwei Faktoren ausschlaggebend:
● die richtige Produktwahl,
● die richtige Zubereitung.

Der richtige Griff beim Einkaufen

Mit den folgenden Ratschlägen stellen Sie bereits im Supermarkt die Weichen für Ihre Gesundheit:
● Orientieren Sie sich an der Küche der Mittelmeerländer! Sie steckt voller Biostoffe, die den Körper fit machen und zahlreichen Zivilisationskrankheiten vorbeugen. Diese Küche zeichnet sich durch viel frisches Obst und Gemüse, reichlich Salat und Kräuter, Olivenöl, Hülsenfrüchte und Knoblauch aus.
● Kaufen Sie nur hochwertige Nahrungsmittel. Im Hinblick auf den Vitamin- und Mineralstoffreichtum lohnt es sich vor allem bei Obst und Gemüse, marktfrische Ware aus ökologischem Anbau und entsprechend der Saison zu kaufen. Halten Sie sich dabei an die anerkannten Verbände Demeter, Bioland, ANOG, Naturland, Biokreis Ostbayern, Gäa, Bundesverband ökologischer Weinbau und Ökosiegel oder an Produkte mit dem Vermerk »Ökologische Agrarwirtschaft-EWG-Kontrollsystem«. Solche Pro-

dukte sind erwiesenermaßen ernährungsphysiologisch hochwertiger und schadstoffärmer. Auch das »Neuform«-Zeichen bürgt für qualitativ hochwertige Lebensmittel.

● Bevorzugen Sie Vollkornprodukte, also Vollkornbrot, Vollkornnudeln, Vollkorngebäck, Vollreis etc. Gegenüber den entsprechenden Produkten aus Weißmehl besitzen sie den Vorteil, reichlich Ballaststoffe, Vitamine und Mineralien zu enthalten.

● Achten Sie auf hochwertiges Eiweiß, z. B. aus Milch und Milchprodukten, Kartoffeln, Vollgetreideprodukten, magerem Fleisch sowie Geflügel und Fisch.

● Kaufen Sie möglichst unbehandelte Lebensmittel mit wenig Zusatzstoffen.

Meiden Sie Fertigprodukte aller Art, auch wenn die aufgedruckten Vitamin- und Mineralstoffbilanzen die Illusion eines gesunden Lebensmittels vermitteln. Solche Produkte enthalten nämlich nicht selten – neben vielen anderen Zusatzstoffen – reichlich Emulgatoren und Verdickungsmittel, zwei Stoffgruppen, die bei häufigem Genuß langfristig die Darmschleimhaut schädigen.

● Achten Sie beim Einkauf von Obst und Gemüse auf Frische. Frische Produkte schmecken nicht nur besser, sie enthalten auch mehr Vitalstoffe.

● Ernähren Sie sich saisongerecht, und bevorzugen Sie regionale Erzeugnisse aus ökologischem Anbau. Saisongerecht geerntete Produkte enthalten mehr Vitamine und weniger Pestizide als außerhalb der Saison im Treibhaus angebaute Produkte.

So bleibt Frischkost Fitkost

Damit die »Vitalstoffkette« auf dem Weg in Ihren Körper keine Schwachstellen bekommt, ist auch bei Lagerung und Zubereitung der Nahrungsmittel Umsicht angesagt:

● Lagern Sie Obst und Gemüse nicht zu lange. Blattsalate und Spinat sollten schon bald nach dem Kauf verzehrt werden. Wasserarme Gemüse wie Brokkoli, Blumenkohl, Radieschen und

Diese Nahrungsmittel enthalten keine Vitalstoffe

Mit den folgenden Nahrungsmitteln führen Sie sich nur
»leere« Kalorien zu:

Zucker
Süßigkeiten
Limonaden, Cola
polierter Reis

Weißmehl und Weiß-
mehlprodukte (Weißbrot,
Toast, Kuchen, Torten etc.)
Alkohol

Lauch können im Gemüsefach des Kühlschranks einige Tage aufbewahrt werden. Wasserreiche Gemüse wie Paprika, Gurken, Auberginen, Zucchini oder Tomaten sind kälteempfindlich und sollten daher am besten gut verpackt in einem möglichst kühlen Raum gelagert werden. Feste Gemüse wie Karotten, Knollensellerie oder rote Bete sind im Kühlschrank bis zu 14 Tagen lagerfähig.

● Greifen Sie für langfristige Vorräte an Obst und Gemüse auf tiefgefrorene Produkte zurück. Sie werden sofort nach der Ernte vom Produzenten schockgefroren und behalten dadurch die meisten Inhaltsstoffe.

● Vermeiden Sie schädigende Einflüsse wie Luftsauerstoff, Licht, Auslaugen und Hitze während der Zubereitung. Dies gilt besonders, wenn Obst und Gemüse bereits zerkleinert und die Zellstrukturen nicht mehr intakt sind. Dann sind die wertvollen Inhaltsstoffe am meisten gefährdet.

● Waschen Sie Obst und Gemüse möglichst im Ganzen, damit die Inhaltsstoffe nicht aus den Zellen herausgelöst werden. Waschen Sie lieber mehrmals, dafür aber nur kurz.

● Essen Sie Gemüse möglichst oft roh, denn beim Erhitzen wird ein Teil der wertvollen Inhaltsstoffe zerstört. Wenn Sie Gemüse garen, verwenden Sie schonende Garverfahren. Das möglichst grob zerkleinerte Gemüse sollte in wenig heißem Fett angegart und dann unter Zusatz von etwas Wasser bei milden Temperaturen langsam weichgedünstet werden. Das fertige Gemüse sollte »al dente« sein. Schonende Verfahren sind die Zubereitung im Wok, im Dampfdrucktopf oder im Römertopf.

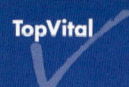
Vitamine

Vitamine sind eine wichtige Voraussetzung für die Funktionstüchtigkeit eines gesunden Organismus, ermöglichen Wachstum und Fortpflanzung, können jedoch im Organismus nicht oder in nicht ausreichender Menge gebildet werden. Vitamine müssen daher regelmäßig mit der Nahrung zugeführt werden. Wird der für jedes Vitamin charakteristische Tagesbedarf längere Zeit unterschritten, kommt es zu unspezifischen Mangelsymptomen bis hin zu charakteristischen Mangelkrankheiten. Man teilt Vitamine ein in wasserlösliche Vitamine (Thiamin, Riboflavin, Nikotinsäure, Folsäure, Pantothensäure, Biotin, Pyridoxin, Vitamin B12 und Vitamin C) und in fettlösliche Vitamine (Vitamine A, D, E, K). Die wasserlöslichen Vitamine sind – bis auf Vitamin C – immer Partner eines Enzyms. Sie können nicht alleine reagieren und führen daher auch bei hoher Dosierung nicht zu einer Überdosierung. Dagegen können die fettlöslichen Vitamine auch alleine wirken und werden außerdem im Körper gut gespeichert. Eine Überdosierung kann zu Vergiftungserscheinungen führen.

Das Wichtigste über Vitamin A

Dieses fettlösliche Vitamin kommt als Vitamin A und Provitamin A (= Beta-Carotin), das erst in Vitamin A umgewandelt werden muß, in der Nahrung vor.

➡ **Gesundheitsnutzen**
Sehvermögen (Hell-Dunkel-Anpassung), Aufbau und Erhalt von Haut und Schleimhäuten (zu wenig Vitamin A läßt Haut und Schleimhäute rauh und rissig werden), Stärkung des Immunsystems (verbesserte Infektabwehr), Schutzfaktor gegen Umweltgifte (Wirkung als Antioxidans), Fortpflanzungsfähigkeit (Vitamin A ist an der Bildung der Sexualhormone beteiligt), Krebsschutz (insbesondere gegen Brust- und Lungenkrebs).

➡ Symptome bei Mangel

Bei leichtem Mangel: Hauttrockenheit, Sekretionseinschränkung der Schweiß-, Tränen- und Talgdrüsen sowie der Magenzellen, erhöhte Infektanfälligkeit, Verdickung und Austrocknung der Hornhaut, verschlechtertes Dämmerungssehen, Nachtblindheit, erhöhte Blendempfindlichkeit der Augen. Bei starkem Mangel: Appetitverlust, erhöhte Anfälligkeit gegen Krankheiten aller Art, verminderte Widerstandskraft gegen körperliche und seelische Belastungen.

➡ Symptome bei Überdosierung

Kopfschmerzen, Übelkeit, Schlafstörungen, Haarausfall, Knochenschwellungen an den Extremitäten.

➡ Täglicher Bedarf eines gesunden Erwachsenen

Frauen 0,8 mg; Männer 1 mg (1 mg Vitamin A entspricht 3333 IE Vitamin A)

➡ Beste Nahrungsquellen

Fischöle, Leber, Eigelb, Milch(produkte), gelbes Obst und Gemüse (insbesondere Grünkohl und Spinat).

➡ Vitaltips

● Vitamin A-haltige Produkte immer zerkleinert und zusammen mit Fett verzehren (Sahne, Pflanzenöl). Nur so kann Vitamin A in den Körper aufgenommen werden.
● Vitamin A immer zusammen mit Vitamin E einnehmen, da es bei Vitamin-E-Mangel schlechter verwertet wird.
● Eine Überdosierung ist nur mit Vitamin A möglich, nicht mit Beta-Carotin.
● Das in Karotten reichlich enthaltene Beta-Carotin wird aus rohen, grob zerkleinerten Karotten praktisch nicht aufgenommen, sehr gut dagegen aus gekochtem, passiertem Gemüse.

Das Wichtigste über Vitamin D

Dieses Vitamin, dessen wichtigste Wirkformen die Vitamine D_2 und D_3 sind, wird als Sonnenvitamin bezeichnet, da Sonnenbestrahlung in der Haut Vitamin D_2 erzeugt.

➡ Gesundheitsnutzen

Aufnahme von Kalzium und Phosphat aus dem Magen-Darm-Trakt und Verteilung im Körper, Knochenbildung und Knochenwachstum, Immunhormon (Kontrolle von Entzündungsprozessen, Steuerung der Abwehr), Krebsabwehr.

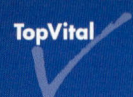

➡ Symptome bei Mangel

Bei Kindern: Rachitis, bei Erwachsenen: Osteomalazie (Knochenentkalkung); Abwehrschwächen.

➡ Symptome bei Überdosierung

Störungen des Kalzium- und Phosphatstoffwechsels, Entkalkung der Knochen, Kalkablagerungen in Organen und Blutgefäßen, Nierenschäden.

➡ Täglicher Bedarf eines gesunden Erwachsenen

5 μg

➡ Beste Nahrungsquellen

Sardinen, Hühnereier, Butter, Milch, Leberöle von Meeresfischen, Hefe.

➡ Vitaltips

● Vitamin-D-Mängel sind sehr selten und meist durch zu wenig Sonnenlicht verursacht. Bereits 20 Minuten täglich an der Sonne reichen aus, um den Körper optimal zu versorgen.
● Vorsicht ist mit Vitamin-D-Präparaten geboten, da eine Überdosierung leicht möglich ist. Das Vitamin wird in einigen Organen gut gespeichert (z. B. in Gehirn, Leber, Nebennieren, Thymus, Haut), es kommt dann zu Vergiftungserscheinungen.

● Bei ausgeprägtem Vitamin-D-Mangel sollte der Darm untersucht werden. Häufig ist eine vom Darm ausgehende Nahrungsmittelallergie die Ursache für eine schlechte Verwertung.

Das Wichtigste über Vitamin E

Der Begriff Vitamin E umfaßt eine Reihe von Substanzen, die sich in ihrem chemischen Aufbau nur geringfügig unterscheiden. Sie werden als a-, b-, g- und d-Tocopherole bezeichnet. Die größte biologische Wirkung besitzt davon das a-Tocopherol.

➡ Gesundheitsnutzen

Schutz empfindlicher Strukturen wie etwa der Fettsäuren, Vitamin A oder der roten Blutkörperchen vor aggressiven Stoffwechselprodukten; Stärkung des Immunsystems (Bildung von Antikörpern); Schutz vor Umweltschadstoffen (Wirkung als Antioxidans).

➡ Symptome bei Mangel

Blutarmut, Nervenschäden, Muskelschwund; erhöhtes Risiko für Herzerkrankungen, Schlaganfall, Katarakte und einige Krebsarten.

➡ Symptome bei Überdosierung

Kopfschmerzen, Übelkeit, Schwindel, Muskelschwäche, spröde Lippen.

➡ Täglicher Bedarf eines gesunden Erwachsenen

12 mg, berechnet als a-Tocopheroläquivalent (1 I E Vitamin E entspricht 0,7 mg D-a-Tocopherol)

➡ Beste Nahrungsquellen

Pflanzenöle, Getreidekeimöle, Getreidekeimlinge, Butter, Nüsse, Margarine (Zusatz von synthetischem Vitamin E), Ei, Leber.

➡ Vitaltips

● Für den Wert eines Pflanzenöls als Vitamin-E-Lieferant entscheidet der Gehalt an der Wirkform a-Tocopherol, nicht der Gesamttocopherolgehalt. Reich an a-Tocopherol sind z. B. Weizenkeim-, Maiskeim- und Sonnenblumenöl. Sojaöl enthält zwar sehr viel Vitamin-E, aber nur wenig a-Tocopherol und ist somit eine schlechte Vitamin-E-Quelle.
● Der tägliche Vitamin-E-Bedarf hängt ferner von der Aufnahme ungesättigter Fettsäuren ab, da Vitamin E beim Schutz dieser ungesättigten Fettsäuren verbraucht wird. So erhöht der Verzehr von Fisch und Vitamin-E-armen Pflanzenölen den Bedarf an Vitamin E.

Das Wichtigste über Vitamin K

Vitamin K ist fettlöslich und kommt in unterschiedlichen Wirkformen vor. Es kann nur von Bakterien und Pflanzen synthetisiert werden.

➡ Gesundheitsnutzen

Blutgerinnung (Bildung von Gerinnungsfaktoren), Synthese von Eiweißstoffen, insbesondere Osteocalcin (für die Knochenfestigkeit wichtig), Skelettentwicklung.

➡ Symptome bei Mangel

Erhöhte Blutungsneigung, Osteoporose.

➡ Symptome bei Überdosierung

Übelkeit, Zerstörung der roten Blutkörperchen, erhöhte Thrombosegefahr, Verschlechterung der Leberfunktion.

➡ Täglicher Bedarf eines gesunden Erwachsenen

Frauen 60–65 µg; Männer 70–80 µg

➡ Beste Nahrungsquellen

Grüne Blattgemüse (insbe-

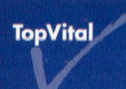

sondere Spinat, Blumenkohl, Weißkohl), Hülsenfrüchte, Raps- und Sojaöl.

➡ Vitaltips

● Vitamin-K-Mängel sind selten, da Vitamin K von der Darmflora synthetisiert werden kann. Sie beruhen meist auf einer Störung der Darmflora, z. B. nach Behandlung mit Antibiotika.

● Bei einem Vitamin-K-Mangel sollte die Gallenfunktion überprüft werden, da Vitamin K nur bei ausreichender Gallensekretion resorbiert wird.

● Durch eine Ernährungsumstellung auf mehr Rohkost gelangt nicht nur mehr Vitamin K in den Körper, es wird auch mehr davon im Darm gebildet, da die Darmbakterien besser arbeiten.

Das Wichtigste über Vitamin B1

Vitamin B1 ist wasserlöslich. Die Mangelkrankheit Beriberi kommt praktisch nur in Entwicklungsländern vor.

➡ Gesundheitsnutzen

Energiegewinnung aus Kohlenhydraten (wichtig für Nerven, Muskeln und Herz), Erregungsweiterleitung in den Nervenzellen.

➡ Symptome bei Mangel

Bei leichtem Mangel: Appetitverlust, Verdauungsstörungen (z. B. Durchfall, Darmerschlaffung, Magensäuremangel), Nervenschwäche, Müdigkeit, Störungen des emotionalen Gleichgewichts.

Bei starkem Mangel: Aufgrund der Anreicherung eines Stoffwechselzwischenprodukts (Brenztraubensäure) schwere Schäden am zentralen Nervensystem sowie am Herz-Kreislauf-System (Herzrasen, Atemschwierigkeiten und Beklemmungsgefühle), Ödemneigung, Muskelschwäche, Lähmungen, psychische Veränderungen (Vergeßlichkeit, Verwirrtheit, Depressionen).

➡ Symptome bei Überdosierung

Unbekannt.

➡ Täglicher Bedarf eines gesunden Erwachsenen

Frauen 1,1–1,3 mg; Männer 1,3–1,6 mg

➡ Beste Nahrungsquellen

Hefe, Getreidekörner, Gemüse, Früchte, Kartoffeln, Leber, Nieren, Muskulatur von Tieren.

➡ Vitaltips

● Der Vitamin-B1-Bedarf ist

von der Aufnahme an Kohlenhydraten abhängig, d. h. je mehr Kohlenhydrate gegessen werden, desto mehr Vitamin B1 wird benötigt.

● Ein erhöhter Konsum an reinem Zucker (z. B. in Süßigkeiten, Limonaden) kann zu einem Vitamin-B1-Mangel führen.

● Fieberhafte Erkrankungen, Kälte und schwere körperliche Arbeit erhöhen den Bedarf.

● Vitamin B1 ist überaus empfindlich gegenüber Hitze und wird durch Kochen bis zu 70 Prozent zerstört.

Das Wichtigste über Vitamin B2

Dieses wasserlösliche Vitamin heißt auch Riboflavin. Ganz ähnlich wirkt auch das ebenfalls zur Gruppe der B-Vitamine gehörende Niacin (Nicotinsäure, Nicotinamid).

➡ Gesundheitsnutzen
Partner zahlreicher Enzyme der Atmungskette und damit beteiligt an der Energiegewinnung aus Fett, Eiweiß und Kohlenhydraten, Abbau und Aufbau von Fettsäuren; Beteiligung am Sehprozeß (exakte Funktion unbekannt).

➡ Symptome bei Mangel
Wachstumsminderung bei Kindern, Schädigung an Augen, Schleimhäuten und Haut, Störungen der Embryonalentwicklung (Mißbildungen).

➡ Symptome bei Überdosierung
Brennende und kribbelnde Haut.

➡ Täglicher Bedarf eines gesunden Erwachsenen
Frauen 1,5–1,7 mg; Männer 1,7–1,8 mg

➡ Beste Nahrungsquellen
Hefe, Getreidekörner, Gemüse, Früchte, Fisch, Fleisch, Milch, Käse, Eier.

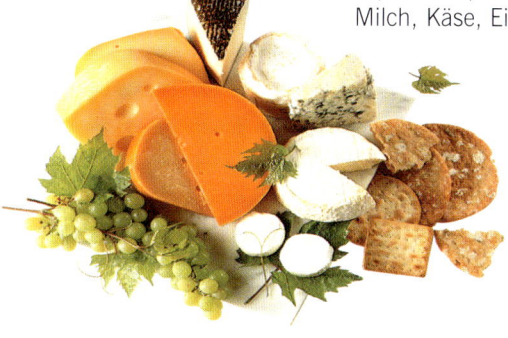

➡ **Vitaltips**
● Ein Vitamin-B2-Mangel tritt meist mit anderen Vitaminmängeln auf, so daß er nur schwer erkennbar ist.
● Ein erhöhter Bedarf liegt in Schwangerschaft, Stillzeit und in der Wachstumsphase vor, außerdem bei Infektionen, erhöhter Schilddrüsentätigkeit und verstärkter Flüssigkeitszufuhr.

Das Wichtigste über Niacin

Als Niacin werden Nikotinsäure und Nikotinsäureamid bezeichnet (nicht zu verwechseln mit Nicotin). Niacin kann im Körper aus der Aminosäure Tryptophan gebildet werden.

➡ **Gesundheitsnutzen**
Energiegewinnung.

➡ **Symptome bei Mangel**
Hautveränderungen, Durchfall, Schlaflosigkeit, Müdigkeit, Kopfschmerzen, Depressionen.

➡ **Symptome bei Überdosierung**
Unbekannt.

➡ **Täglicher Bedarf eines gesunden Erwachsenen**
8–10 mg NÄ (1mg Niacin-Äquivalent = 1 mg Niacin = 60 mg Tryptophan)

➡ **Beste Nahrungsquellen**
Fleisch, Fisch, Innereien, Kartoffeln, Hefe.

➡ **Vitaltips**
● Ein erhöhter Bedarf liegt bei Verdauungsstörungen, in der Stillzeit, der Wachstumsphase, bei fieberhaften Infektionen, schwerer körperlicher Arbeit und verstärkter Flüssigkeitszufuhr vor.
● In Getreide, insbesondere im Mais, liegt ein großer Teil des Niacins in einer Verbindung vor, die im Verdauungstrakt nicht aufgeschlossen werden kann.

Das Wichtigste über Vitamin B6

Als Vitamin B6 werden die Verbindungen Pyridoxin, Pyridoxal und Pyridoxamin bezeichnet.

➡ **Gesundheitsnutzen**
Vitamin B6 ist Partner wichtiger Enzyme des Eiweißstoffwechsels; harmonisiert als wichtiges Bindeglied der einzelnen Stoffwechselwege den Stoffwechsel; Synthese von Vorstufen des roten Blutfarbstoffs; Modulation des

Immunsystems; Funktionieren des Nervensystems

⇒ Symptome bei Mangel
Wachstumsstörungen bei Kindern, Störungen der Eiweißsynthese mit der Folge von Muskelabbau und Dünnerwerden der Haut, nervöse Störungen (Wahrnehmungsstörungen).

⇒ Symptome bei Überdosierung
Gefühllosigkeit in Händen und Füßen, Lähmungserscheinungen, Bewegungs- und Nervenstörungen.

⇒ Täglicher Bedarf eines gesunden Erwachsenen
Frauen 1,5–1,6 mg; Männer 1,8–2,1 mg

⇒ Beste Nahrungsquellen
Vollkornprodukte, Rinderfilet, Hühnereier, Nüsse.

⇒ Vitaltips
● Ein erhöhter Bedarf besteht in der Schwangerschaft, bei Einnahme der Pille, bei Kälte und bei schwerer körperlicher Anstrengung.
● Vitamin B_6 besitzt eine prophylaktische Wirkung gegen Reisekrankheit (Luft, See).

Das Wichtigste über Vitamin B_{12}

Vitamin B_{12} ist eine Sammelbezeichnung für eine Reihe komplizierter wasserlöslicher Verbindungen (Cobalamine), die nur von Mikroorganismen gebildet werden können. Es enthält als einziges Vitamin das Spurenelement Kobalt.

⇒ Gesundheitsnutzen
Synthese der roten Blutkörperchen, Eiweißstoffwechsel, Zellaufbau, Wachstumsvorgänge, Bildung der Erbsubstanz, Stärkung des Immunsystems (Erkennung von Fremdstoffen).

⇒ Symptome bei Mangel
Blutarmut mit Bildung abnorm großer Blutzellen, Schwäche, Schwindel, Müdigkeit, Herzschwäche, Appetitlosigkeit, Widerwillen gegen Fleisch, Durchfall, Brennen auf der Zunge, Gedächtnisstörungen, Verwirrung, Gehunsicherheit, Muskelschwäche, Störung der Nervenempfindungen.

⇒ Symptome bei Überdosierung
Sehr selten allergische Reaktionen, Akne, Verschlechterung bereits bestehender Schuppenflechte.

➡ **Täglicher Bedarf eines gesunden Erwachsenen**
3 μg

➡ **Beste Nahrungsquellen**
Tierische Nahrungsmittel, Rinderleber, Rindernieren, Rinderfilet, Hühnereigelb, Kuhmilch, Fische (Hering, Seelachs, Makrele), Wurzelgemüse (durch Bodenbakterien aufgenommenes Vitamin B12).

➡ **Vitaltips**
● Vitamin B12 ist das einzige wasserlösliche Vitamin, das in nennenswerten Mengen gespeichert werden kann (in der Leber). Mangelsymptome treten daher erst nach etwa einem Jahr Mangelernährung auf.
● Vitamin B12 kann in geringen Mengen von der Darmflora gebildet werden. Es wird aber nicht vom Körper aufgenommen, da ein zur Aufnahme notwendiges Protein fehlt.
● Lebensmittel, die einer mikrobiellen Behandlung ausgesetzt waren, enthalten geringe Mengen an Vitamin B12, z. B. Sauerkraut, Buttermilch, Joghurt.
● Vitamin-B12-Mängel sind meist auf Schäden an der für die Aufnahme wichtigen Magen-Darm-Schleimhaut zurückzuführen.

Das Wichtigste über Folsäure

Dieses wasserlösliche Vitamin zählt ebenfalls zu den B-Vitaminen.

➡ **Gesundheitsnutzen**
Greift ähnlich wie Vitamin B12 in zahlreiche Stoffwechselwege ein, da Partner zahlreicher Enzyme; Wachstum und Teilung von Zellen (Zellneubildung), insbesondere der roten und weißen Blutkörperchen.

➡ **Symptome bei Mangel**
Abwehrschwäche, Blutarmut, Durchfall, Veränderung der Mundschleimhaut.

➡ **Symptome bei Überdosierung**
Schlaf- und Gemütsstörungen.

➡ **Täglicher Bedarf eines gesunden Erwachsenen**
300 μg

➡ **Beste Nahrungsquellen**
Grüne Blätter, Weizenkeime, Rinderleber.

➡ **Vitaltips**
● Folsäuremängel sind selten und meist durch Gründe wie Alkoholismus, Aufnahme- oder Resorptionsstörungen (z. B. bei Darm-

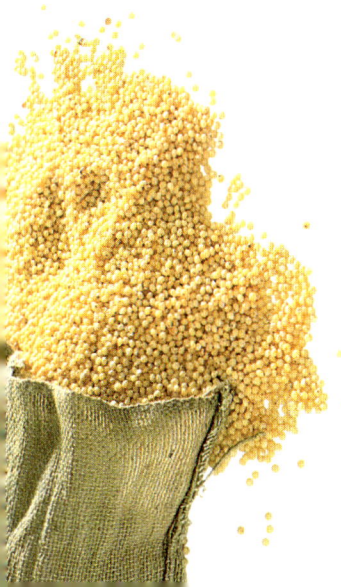

erkrankungen) oder Mehr-
lingsschwangerschaften
bedingt.

● Ein gleichzeitiger Mangel
an Eisen und Vitamin B_{12}
verschlimmert die Folsäure-
mangelsymptome.

● Folsäure kommt in den
Lebensmitteln in freier und
gebundener Form vor. In
gebundener Form ist sie nur
zu 20 Prozent verfügbar. Bei
frischem Obst und Gemüse
wird beim Zerkleinern und
kurzen Stehenlassen die
gebundene Folsäure in die
freie Form überführt, so daß
dadurch die Resorbierbarkeit
verbessert wird.

Das Wichtigste über Pantothensäure

Diese wasserlösliche
Verbindung gehört zu den
B-Vitaminen.

➡ **Gesundheitsnutzen**
Stoffwechsel der Kohlen-
hydrate und Fette; Aufbau
zahlreicher Hormone (insbesondere der Sexualhormone),
der Gallensäure und der für
die Knochenbildung benötig-
ten Mucopolysaccharide;
entgiftende Wirkung; Resi-
stenz der Schleimhäute
gegen Infektionen, Stärkung
von Haut und Haaren.

➡ **Symptome bei Mangel**
Taubheits- und Kribbelge-
fühle in den Beinen, Kopfschmerzen, Ruhelosigkeit,
Reizbarkeit, Schwindel,
Müdigkeit, Magenbeschwer-
den.

➡ **Symptome bei Über-
dosierung**
Allergische Reaktionen,
Durchfall.

➡ **Täglicher Bedarf eines
gesunden Erwachsenen**
6 mg

➡ **Beste Nahrungsquellen**
Leber, Niere, Muskel, Hirn,
Eigelb, Hefe, Getreide, Hül-
senfrüchte.

➡ **Vitaltips**
● Pantothensäuremangel kommt bei normalen Ernährungsgewohnheiten nicht vor. Die Einnahme von Präparaten besitzt daher bestenfalls Placebowirkung.

Das Wichtigste über Vitamin C

Während die meisten Säugetiere Vitamin C synthetisieren können, ging beim Menschen diese Fähigkeit im Verlauf der Evolution verloren.

➡ **Gesundheitsnutzen**
Synthese des im Bindegewebe enthaltenen Kollagens, Synthese von Nebennierenhormonen, Resorption von Eisen, Wundheilung, Heilung von Knochenbrüchen, Stimulierung der Abwehrkräfte, Aktivierung und Regulierung des Zellstoffwechsels, Krebsschutz (Wirkung als Antioxidans), Schutzfaktor gegen Umweltschadstoffe.

➡ **Symptome bei Mangel**
Bei leichtem Mangel: Verlust des Wohlbefindens, Frühjahrsmüdigkeit, Infektanfälligkeit, rasche Ermüdung. Bei schwerem Mangel: Skorbut mit Blutungen in Zahnfleisch, Haut, Muskulatur und Gelenken, Anämie.

➡ **Symptome bei Überdosierung**
Bildung von Harnsteinen, Nierensteinen, Übelkeit, Durchfall.

➡ **Täglicher Bedarf eines gesunden Erwachsenen**
75–100 mg

➡ **Beste Nahrungsquellen**
Zitrusfrüchte, Brokkoli, schwarze Johannisbeeren, Hagebutten, Paprikaschoten.

➡ **Vitaltips**
● Die Aufnahme von Vitamin C erfolgt dosisabhängig im oberen Dünndarm. Mit steigender Einzeldosis sinkt die Aufnahmerate, daher sind mehrere kleine Einzeldosen wirksamer als eine große Einmaldosis.
● Ein erhöhter Bedarf besteht bei starker körperlicher Arbeit, bei Krankheit, in Schwangerschaft und Stillzeit, bei Schilddrüsenüberfunktion, Diabetes, nach Operationen und bei großer Flüssigkeitszufuhr.
● Die Bioverfügbarkeit von Vitamin C aus unterschiedlichen Quellen wie Orangen, Orangensaft, gekochtem Brokkoli und Vitamintabletten unterscheidet sich nicht.

Das Wichtigste über Biotin

Dieser wasserlösliche Wirkstoff gehört zu den Vitaminen der B-Gruppe.

➡ Gesundheitsnutzen

Beteiligung am Fettsäure-, Kohlenhydrat- und Eiweißstoffwechsel und damit an der Energiegewinnung aus der Nahrung.

➡ Symptome bei Mangel

Bei leichtem Mangel: Haarausfall, Hautentzündungen, niedriger Blutdruck, zentralnervöse Störungen.
Bei schwerem Mangel: Verfärbung und Austrocknung der Haut und der Schleimhäute (insbesondere bei Säuglingen und Kleinkindern).

➡ Symptome bei Überdosierung

Unbekannt.

➡ Täglicher Bedarf eines gesunden Erwachsenen

30–100 mg

➡ Beste Nahrungsquellen

Innereien, Eigelb, Haferflocken, Karotten, Erdnüsse.

➡ Vitaltips

● Biotin wird durch ein im rohen Eiklar vorkommendes Protein, das Avidin, gebunden. Mängel treten daher nur beim Verzehr von rohen Eiern auf.
● Biotin kann auch von den Darmbakterien gebildet werden. Da es überdies bei normaler Ernährung immer zugeführt wird, ist die Einnahme eines Biotinpräparats überflüssig und besitzt bestenfalls Placebowirkung.

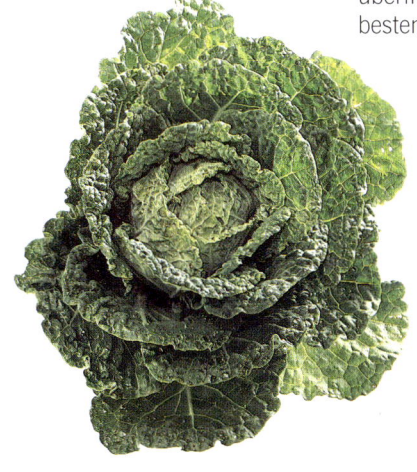

Mineralstoffe/ Spurenelemente

Mineralien sind die anorganischen Bestandteile aller pflanzlichen und tierischen Gewebe. Sie können im Körper selbst nicht hergestellt werden, müssen also von außen zugeführt werden. Sie spielen bei praktisch allen Lebensvorgängen eine Rolle. Ohne sie gäbe es keine Verdauung, keine Gefühle, keine Vermehrung und keine Gedanken. Sie bieten Schutz vor Krankheiten aller Art, sogar vor Krebs, und steigern darüber hinaus die Leistungsfähigkeit und Vitalität. Doch nicht nur zum Leben und Überleben werden sie verbraucht. Mit jedem Tropfen Schweiß, Urin oder Blut gehen wertvolle Mineralien verloren. Je nach Anteil der Mineralien an der Körpersubstanz unterscheidet man Mengen- (üblicherweise als Mineralstoffe bezeichnet) und Spurenelemente. Zu den Spurenelementen zählen Kupfer, Zink, Mangan, Kobalt, Molybdän, Selen, Jod und Fluor. Da die Mineralien praktisch alle wasserlöslich sind, wird ein Überschuß wieder ausgeschieden. Vergiftungserscheinungen sind dennoch möglich, insbesondere bei den Spurenelementen. Sie müssen sorgfältig dosiert werden. Daher sind die Anweisungen des Arztes bzw. der Packungsbeilage genau einzuhalten. Überdies: Für die Ausscheidung ist die Niere zuständig, d. h. ein Zuviel an Mineralien belastet dieses Organ unnötig.

Das Wichtigste über Kalzium (Ca)

➡ **Gesundheitsnutzen**
Aufbau von Stützsubstanzen (Knochen, Zähne), Zellwandbildung, Zellteilung, Blutgerinnung (Bildung von wirksamen Gerinnungsfaktoren), Muskelkontraktion, Erregungsvorgänge in Nerven und Muskeln.

➡ **Symptome bei Mangel**
Entkalkung und Deformation der Knochen (Osteoporose), erhöhtes Risiko für Knochenbrüche.

➡ **Symptome bei Überdosierung**
Kann Magnesiummangel erzeugen.

➡ **Täglicher Bedarf eines gesunden Erwachsenen**
800–900 mg

➡ **Beste Nahrungsquellen**
Milch(produkte), Sesamsamen, Nüsse, Hefe.

➡ **Vitaltips**
● Die Kalziumaufnahme ist von Vitamin D abhängig (Sonnenlicht!).
● Milchzucker und Eiweiß fördern die Aufnahme von Kalzium, eine hohe Phosphatzufuhr (z. B. durch Cola) erschwert sie.
● Die Ausnutzung des Nahrungskalziums ist nicht abhängig von der Löslichkeit des Kalziumsalzes (Ausnahme: Kalziumoxalat, kommt in Spinat, Rhabarber und schwarzem Tee vor).
● Der Ersatz von Zucker durch Zuckeraustauschstoffe wie Sorbit oder durch schlecht resorbierbare Disaccharide (Oligofructose) führt zu einer verminderten Ausnutzung des aufgenommenen Kalziums.
● Eine schlechte Kalziumausnutzung erfolgt auch durch das in Getreidekleie vorkommende Phytin, das eine schwerlösliche, nicht resorbierbare Einheit mit Kalzium bildet. Getreidearten mit hohem Phytingehalt verfügen jedoch – mit Aus-

nahme von Mais und Hafer – über ein Enzym (Phytase), das Phytin abbaut. Mais- und Haferkleie(produkte) können somit zu einem Kalziummangel führen.
● Ein zu extremer Konsum ballaststoffreicher Nahrung senkt die Kalziumaufnahme.
● Die Eisenresorption ist in Anwesenheit von Kalzium gehemmt, daher sollten Eisen- und Kalziumpräparate immer getrennt eingenommen werden. Aus diesem Grund sollten Milch und Käse nie zusammen mit Fleisch verzehrt werden, die Eisenaufnahme sinkt dabei um ca. 50–60 Prozent.

Das Wichtigste über Phosphor (P)

➡ **Gesundheitsnutzen**
Stabilität von Knochen und Zähnen, Regulierung des Säure-Base-Haushalts im Blut, Energieüberträger im Gewebe (ohne Phosphor könnte z. B. die aus der Verbrennung der Nahrungsmittel gewonnene Energie nicht in Muskelenergie umgesetzt werden), Aufbau jeder Zellmembran, Gehirn- und Nerventätigkeit, Baustein der Erbinformation im Zellkern, Beschleunigung der Blutgerinnung.

➡ **Symptome bei Mangel**
Knochenerweichung.

➡ **Symptome bei Über-
dosierung**
Stimulierung der Neben-
schilddrüsen zu einer ver-
mehrten Hormonproduktion,
wodurch es zu einer erhöhten Kalziumfreisetzung aus
dem Skelett kommt. Ein
Mißverhältnis zwischen Kalzium und Phosphat in der
Nahrung kann somit Osteo-
porose begünstigen. Kalziumaufnahme und Magnesium-
absorption werden gehemmt.

➡ **Täglicher Bedarf eines
gesunden Erwachsenen**
1,2–1,4 g

➡ **Beste Nahrungsquellen**
Käse, Fleisch, Nüsse, Eier,
Getreide, Hefe.

➡ **Vitaltips**
● Etwa 70 Prozent des in
der Nahrung enthaltenen
Phosphors werden vom
Darm resorbiert. Der Anteil
steigt bei geringem Angebot
oder erhöhtem Bedarf und
wird durch die Anwesenheit
von Vitamin D verbessert.
● Die Aufnahme von Phos-
phor wird durch Phythin aus
Getreide und Aluminium,
Inosit (vor allem in Früchten,
Leber, Nieren), Eisen und
Kalzium gehemmt.

Das Wichtigste
über Kalium (K)

➡ **Gesundheitsnutzen**
Zentrale Stellung im Zell-
stoffwechsel, insbesondere
bei der Energieübertragung
(an der Bildung von Energie-
boten beteiligt); Bildung und
Weiterleitung von Nervenimpulsen; Regulation des Was-
serhaushalts (Gegenspieler
zu Natrium); Steuerung des
Säure-Base-Haushalts;
Steuerung der Herztätigkeit;
Herstellung von Eiweiß;
Energiegewinnung aus Koh-
lenhydraten; Bestandteil von
Verdauungssäften.

➡ **Symptome bei Mangel**
Schwäche- und Schwere-
gefühl in den Muskeln, Er-
schlaffung der glatten Muskulatur, Herzfunktionsstörun-
gen, Verstopfung, Darmläh-
mung, Blutdruckabfall,
Kollaps, beschleunigter
Puls.

➡ **Symptome bei Über-
dosierung**
Schwäche- und Schwere-
gefühl der Muskeln,
Herzrhythmusstörungen,
Kreislaufkollaps, Herzstill-
stand.

➡ **Täglicher Bedarf eines
gesunden Erwachsenen**
2,0 g

➡ Beste Nahrungsquellen
Gemüse, Obst, Nüsse.

➡ Vitaltips
● Kochsalzreiche und kaliumarme Ernährung, radikale Abmagerungsdiäten sowie Streßsituationen sind die häufigste Ursache für Kaliummangel.
● Mangel entsteht auch durch Durchfall, Erbrechen, Abführmittelmißbrauch, wassertreibende Medikamente (manche Blutdrucksenker).
● Kalium wirkt entwässernd, daher kommt es bei kaliumreicher Ernährung rasch zu einer deutlichen Gewichtsabnahme.

Das Wichtigste über Natrium (Na)

➡ Gesundheitsnutzen
Regulierung des Zelldrucks, Beteiligung am Kohlenhydratstoffwechsel und an der Energiegewinnung, Regulierung des Säure-Base-Haushalts, Aufnahme von Zucker und Aminosäuren, Bildung und Weiterleitung von Nervenimpulsen.

➡ Symptome bei Mangel
Kopfschmerzen, Schwäche, Teilnahmslosigkeit, Blutdruckabfall, Muskelkrämpfe, Bewußtseinsstörungen.

➡ Symptome bei Überdosierung
Bei regelmäßiger Überdosierung Bluthochdruck, Kopfschmerzen, Wassereinlagerungen im Gewebe, Herz- und Nierenschäden.

➡ Täglicher Bedarf eines gesunden Erwachsenen
2000–3000 mg

➡ Beste Nahrungsquellen
Kochsalz (in Wurstwaren, Käse, Salzhering, Fleisch, Brot, Backpulver).

➡ Vitaltips
● Durch starkes Schwitzen, häufiges Erbrechen, anhaltenden Durchfall, harntreibende Arzneien kann es zu Natriummangel kommen.
● Bei den typisch westlichen Ernährungsgewohnheiten wird meist zu viel Natrium aufgenommen, insbesondere bei erhöhtem Verzehr von Wurst, Käse und Fertiggerichten.

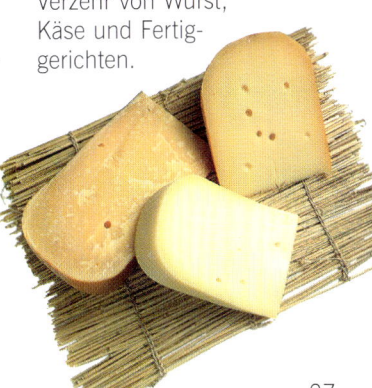

Das Wichtigste über Magnesium (Mg)

➡ Gesundheitsnutzen

Wichtigster Bestandteil aller Gewebe und Körperflüssigkeiten; normales Funktionieren der Muskeln und der Nerven; Aktivierung von rund 300 Enzymen, insbesondere solchen, die für den Eiweißstoffwechsel zuständig und für den Energieumsatz verantwortlich sind; Synthese der Erbsubstanz; Herzfunktion (Gegenspieler von Kalzium, verbessert die Energiebilanz des Herzens); Stabilisierung des Immunsystems; Schutz vor Thrombosen und Herzinfarkt.

➡ Symptome bei Mangel

Appetitlosigkeit, Übelkeit, Erbrechen, Schlafstörungen, Übererregbarkeit, Krämpfe, Muskelzittern, Herzjagen; Disposition für Herzinfarkt, Verstärkung von Streßreaktionen, Reizbarkeit, Nervosität, Depressionen, Konzentrationsschwäche.

➡ Symptome bei Überdosierung

Störungen des Nervensystems bei Megadosen (Überschuß wird ansonsten ausgeschieden).

➡ Täglicher Bedarf eines gesunden Erwachsenen

300 – 400 mg

➡ Beste Nahrungsquellen

Gemüse, Kakao, Milch, Haselnüsse, Vollkornbrot.

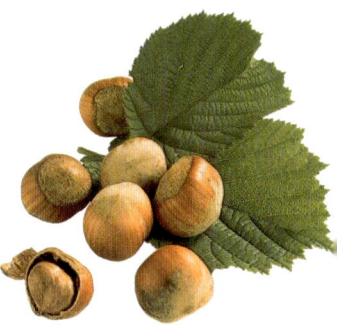

➡ Vitaltips

● Ein Mangel entsteht meist durch magnesiumarme Ernährung, Erkrankungen des Magen-Darm-Trakts, Nierenerkrankungen, Alkoholismus, Leberzirrhose, Diabetes, übermäßigen Konsum von Entwässerungsmitteln und Streß.

● Magnesium sollte nicht zusammen mit Alkohol oder Kaffee eingenommen werden, da diese die Magnesiumausscheidung fördern.

● Magnesium sollte auch nicht mit Kalzium zusammen genommen werden, da beide Stoffe um den gleichen Transportmechanismus in den Körper konkurrieren.

● Vitamin D verbessert die Magnesiumaufnahme.

● Eine zu eiweiß- und fettreiche Kost sowie eine Unterversorgung an den Vitaminen B1 und B6 führen zu Magnesiummangel.

● Die Magnesiumversorgung ist mit dem Kalziumbedarf verbunden. Je mehr Kalzium zugeführt wird, desto mehr Magnesium ist notwendig.

Das Wichtigste über Eisen (Fe)

➡ Gesundheitsnutzen

Sauerstofftransport in den Körper, Bestandteil des roten Blutfarbstoffs und des Muskelfarbstoffs und ermöglicht dadurch den Transport der Blutgase (Sauerstoff, Kohlendioxid), Beteiligung an Entgiftungsreaktionen.

➡ Symptome bei Mangel

Einrisse in den Mundwinkeln, Störung von Haar- und Nagelwachstum, Hautatrophie, Veränderungen der Mund- und Speiseröhrenschleimhaut.

➡ Symptome bei Überdosierung

Begünstigt die Bildung von freien Radikalen und fördert damit Sauerstoffstreß; Erkrankungen wie Arteriosklerose, Krebs, grauer Star, Herzinfarkt werden begünstigt.

➡ Täglicher Bedarf eines gesunden Erwachsenen

Frauen 18 mg; Männer 12 mg

➡ Beste Nahrungsquellen

Fleisch, Hülsenfrüchte, Sojaprodukte, Bierhefe, Sesam, Aprikosen.

➡ Vitaltips

● Eisenmangel ist der am häufigsten vorkommende Mineralstoffmangel. Frauen sind häufiger davon betroffen als Männer.

● Die Ursache für Eisenmangel ist meist falsche Ernährung, starker Blutverlust durch Menstruation, Verletzungen oder Entzündungen im Magen-Darm-Bereich. Außerdem sind viele Schlankheitskuren »Eisenmangeldiäten«.

● Vitamin C und organische Säuren wie Zitronensäure und Milchsäure verbessern die Eisenaufnahme. Obst und Gemüse leisten daher einen wesentlichen Beitrag zur Eisenbilanz des Körpers.

● Aus pflanzlichen Nahrungsmitteln wie Petersilie, Spinat, Kresse, Kopfsalat wird Eisen schlechter aufgenommen.

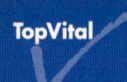

Das Wichtigste über Zink (Zn)

➡ Gesundheitsnutzen
Bestandteil von rund 160 Enzymen, Stärkung des Immunsystems, Förderung des Stoffwechsels von Eiweiß und Kohlenhydraten, Bestandteil des zuckersenkenden Hormons Insulin, Förderung der Wundheilung, Regulierung des Säure-Base-Haushalts des Körpers.

➡ Symptome bei Mangel
Erhöhter Streß bei gleichzeitigem Zinkmangel in der Nahrung, Appetitlosigkeit, Störungen im Eiweiß-, Fett- und Kohlenhydratstoffwechsel, Verlust des Geschmacks- und Geruchsempfindens, Infektanfälligkeit, Haarausfall, schuppige Haut, verzögerte Wundheilung, Wachstumsstörungen, Unfruchtbarkeit.

➡ Symptome bei Überdosierung
Magen-Darm-Störungen, Probleme der Muskelkoordination, Blutarmut.

➡ Täglicher Bedarf eines gesunden Erwachsenen
15 mg

➡ Beste Nahrungsquellen
Fisch, Schalentiere, Fleisch, Milch(produkte), Vollgetreide.

➡ Vitaltips
● Werden säurehaltige Lebensmittel in Behältern mit Zinküberzug gelagert, so kann es nach Genuß zu einer Zinkvergiftung kommen.
● Giftige Schwermetalle wie Cadmium, Blei, Quecksilber oder Zinn hemmen die Aufnahme von Zink, ebenso kleiereiche Getreideprodukte mit hohem Phytingehalt (ohne Sauerteig hergestelltes Brot; Sauerteiggärung senkt den Phytingehalt um 90 Prozent).
● Eine extreme Zinkzufuhr bewirkt die verstärkte Ausscheidung von Kupfer.

Das Wichtigste über Kupfer (Cu)

➡ Gesundheitsnutzen
Bildung der roten Blutkörperchen, Resorption von Eisen aus dem Darm, Verwertung von gespeichertem Eisen, Bestandteil der Pigmente in Haut und Haaren, Sauerstoffversorgung des Körpers, Bestandteil zahlreicher Enzyme, Entgiftung von Umweltchemikalien, Stärkung des Immunsystems.

➡ Symptome bei Mangel
Blutarmut, Störungen der Knochenbildung und der Pig-

mentbildung von Haut und Haaren, erhöhte Infektanfälligkeit.

➡ Symptome bei Überdosierung
Schädigung von Darmflora und Leber.

➡ Täglicher Bedarf eines gesunden Erwachsenen
1,5–3 mg

➡ Beste Nahrungsquellen
Leber, Fleisch, Fisch, Kakao, Nüsse, grüne Blattgemüse, Hülsenfrüchte.

➡ Vitaltips
● Eine zu hohe Kupferzufuhr reizt die Schleimhäute in Mund und Rachen meist so sehr, daß es zum Erbrechen kommt, bevor eine Vergiftung entstehen kann.
● Bei bestimmten Erbkrankheiten (Morbus Wilson) wird vermehrt Kupfer im Gewebe eingelagert. Das Schlucken von Kupferpräparaten ist für solche Menschen lebensgefährlich.

Das Wichtigste über Mangan (Mn)

➡ Gesundheitsnutzen
Bestandteil von zahlreichen Enzymen, Knorpelbildung, Fett- und Kohlenhydratstoffwechsel, Entgiftungsmechanismen, Stärkung des Immunsystems.

➡ Symptome bei Mangel
Selten, wurden bisher nur in einigen Fällen künstlicher Ernährung beobachtet; bei Tieren: Wachstumsverzögerungen, Veränderungen des Skeletts, Unfruchtbarkeit, gestörter Fett- und Kohlenhydratstoffwechsel.

➡ Symptome bei Überdosierung
Bisher nie beobachtet.

➡ Täglicher Bedarf eines gesunden Erwachsenen
2–5 mg

➡ Beste Nahrungsquellen
Nüsse, Hülsenfrüchte, Vollkornprodukte, Bierhefe, Kakao.

➡ Vitaltips
● Bei zu viel Phosphat in der Ernährung kann der Körper nur vermindert Mangan aufnehmen.
● Eisen und Kalzium senken die Resorption von Mangan.

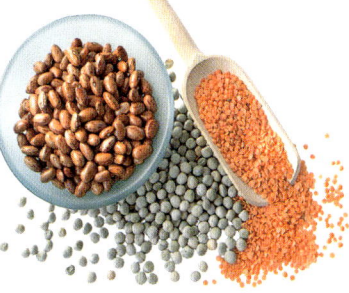

Das Wichtigste über Jod (J)

➥ Gesundheitsnutzen

Als Bestandteil von Schilddrüsenhormonen wichtig für das Funktionieren der Schilddrüse (steuert Wachstums- und Entwicklungsvorgänge sowie die Verbrennung und Ausnutzung der Nahrung).

➥ Symptome bei Mangel

Schilddrüsenvergrößerung, Wachstumsverzögerung, Herabsetzung des Stoffwechseltempos, Gewichtszunahme, Konzentrationsschwäche, Müdigkeit, Antriebslosigkeit, sexuelle Unlust, Stimmungsschwankungen.

➥ Symptome bei Überdosierung

Jodakne, Magen-Darm-Störungen, Nesselsucht.

➥ Täglicher Bedarf eines gesunden Erwachsenen

180–200 µg

➥ Beste Nahrungsquellen

Seefische, Muscheln, Garnelen; Lebensmittel, die unter Verwendung von jodiertem Speisesalz hergestellt wurden (insbesondere Käse, Wurst, Brot, Kleingebäck).

➥ Vitaltips

● Wer in einem Jodmangelgebiet (gebirgige Regionen mit jodarmem Wasser) lebt, sollte nach Rücksprache mit einem Arzt vorbeugend Jodtabletten einnehmen.
● Die beste Prophylaxe gegen Jodmangel ist, zweimal wöchentlich Seefisch zu essen.
● Jodiertes Speisesalz enthält je 1000 g mindestens 15 mg und höchstens 25 mg Jod. Es unterliegt seit 1989 nicht mehr der Diätverordnung und ist damit ein Lebensmittel des allgemeinen Verzehrs. Es kann anstelle von normalem Speisesalz zur Herstellung von Produkten aller Art verwendet werden.

Das Wichtigste über Selen (Se)

➥ Gesundheitsnutzen

Schutzstoff vielfältiger Natur; Entgiftung von Schadstoffen (Schwermetalle, Wasserstoffperoxid), da Bestandteil des Enzyms Glutathionperoxidase; Verbesserung der Immunantwort, Schutz vor Herzinfarkt und Brustkrebs, Verzögerung von Alterungsprozessen.

➥ Symptome bei Mangel

Schäden an Leber, Herzmuskel, Keimdrüsen, Muskeln.

➡ Symptome bei Überdosierung
Vergiftung, erkennbar an Haar- und Nagelverlusten, gelblicher Haut und Müdigkeit.

➡ Täglicher Bedarf eines gesunden Erwachsenen
20–100 µg

➡ Beste Nahrungsquellen
Süßwasser- und Meeresfische, Fleisch, Sojabohnen, Hummer, Paranüsse.

➡ Vitaltips
● Verfahrenstechnische Eingriffe können den Selengehalt von Lebensmitteln beträchtlich senken. So enthält z. B. Braunreis 15mal mehr Selen als polierter Reis und Vollkornmehl 50 Prozent mehr Selen als weißes Mehl.
● Es liegen noch wenige Daten über die Resorptionsraten von Selen vor. Auffällig ist, daß die Selenversorgung bei Vegetariern und Nicht-Vegetariern nicht zu unterscheiden ist, obwohl tierische Lebensmittel besonders selenreich sind.
● Selenpräparate sind in hohen Dosen giftig. Anweisungen genau beachten!

Das Wichtigste über Fluor (F)

➡ Gesundheitsnutzen
Härtet Zahnschmelz und Zahnbein; zusammen mit Kalzium wichtig für die Stabilität der Knochen, Muskeln und Bänder.

➡ Symptome bei Mangel
Kariesanfälligkeit, brüchige Knochen.

➡ Symptome bei Überdosierung
Übelkeit, Erbrechen, Verdrängung von Iod und damit Störung der Schilddrüsenfunktion, weiße Flecken auf den Zähnen, Knochenverformungen, verkalkte Gelenke, 5–10 g sind tödlich.

➡ Täglicher Bedarf eines gesunden Erwachsenen
1,5–4 mg

➡ Beste Nahrungsquellen
Lachs, Walnüsse, Ölsardinen, schwarzer Tee, Vollkornprodukte, verschiedene Mineralwässer.

➡ Vitaltips
Zur Bekämpfung von Zahnkaries ist Fluorspeisesalz im Handel erhältlich. Es enthält auf 1000 g neben 5 mg Kaliumiodid 200 mg Natriumfluorid.

Biostoffe mit speziellem Nutzen fürs Wohlbefinden

Sekundäre Pflanzenstoffe

Heute weiß man, daß nicht nur Vitamine, Mineralien und Spurenelemente für eine gute Gesundheit unerläßlich sind, sondern daß die Nahrung auch spezielle Bioaktivstoffe, sogenannte sekundäre Pflanzenstoffe, enthalten muß. Diese Stoffe sind nicht lebensnotwendig, tragen jedoch entscheidend zur Verbesserung des Wohlbefindens bei und schützen insbesondere vor Zivilisationskrankheiten. Sekundäre

Pflanzenstoffe sind die typischen Farb-, Geruchs- und Geschmacksstoffe sowie bei Obst und Gemüse die pflanzeneigenen Enzyme. Sie gehören enorm vielen chemischen Substanzklassen an. Ihr Nutzen für die Gesundheit ist vielfältig:

● Sie aktivieren Entgiftungsenzyme,
● sie schützen vor Sauerstoffstreß,
● sie schützen vor Krebsentstehung.

Um eine dauerhafte Wirkung für die Gesundheit zu erzielen, müssen solche Biostoffe

Wirkungen sekundärer Pflanzenstoffe

Wirkungen	Vorkommen wirksamer Stoffe
Schutz vor Krebs	Kohlgewächse, Aprikosen, Kürbis, Mangold
Schutz vor Krankheitserregern	Zwiebeln, Lauch, Knoblauch, Porree
Schutz vor Sauerstoffstreß (freie Radikale)	rote Früchte
Senkung des Cholesterinspiegels	Pflanzensamen (Sonnenblumenkerne, Sesamsamen), Hülsenfrüchte (Erbsen, Linsen, Bohnen), Rosmarin, Salbei
Stärkung des Immunsystems	Karotten, Aprikosen

regelmäßig und in einer entsprechenden Menge gegessen werden. Mit normaler Mischkost nimmt der Bundesbürger im Durchschnitt 1,5–2 g dieser Aktivstoffe zu sich. Wünschenswert wäre die doppelte Menge. Daher:

● täglich zwei Portionen Obst,
● täglich zwei bis drei Portionen Gemüse,
● Lebensmittel möglichst wenig bearbeiten, am besten roh essen,
● täglich Vollkornprodukte,
● mehr pflanzliche und weniger tierische Lebensmittel,
● bunte Obst- und Gemüsesorten gegenüber blassen bevorzugen, also rote Zwiebel, dunkelgelbe und rote Äpfel, reife und dunkelrote Tomaten, rote Orangen und Grapefruit, dunkelgrüner Salat etc.

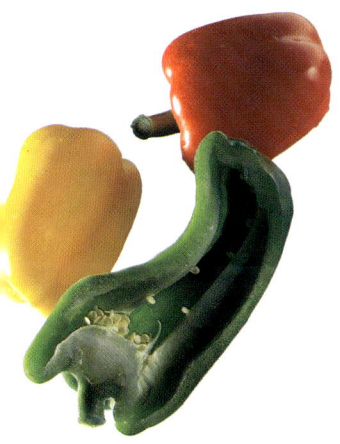

Energie durch L-Carnitin

L-Carnitin ist eine kleine Eiweißverbindung, die dafür sorgt, daß die mit der Nahrung zugeführten Fettsäuren, ein Bestandteil jedes Fetts, energiegewinnend verbrannt werden. Dieser Verbrennungsvorgang findet in den Mitochondrien statt, spezialisierten Zellteilen, die wie kleine Kraftwerke arbeiten.

L-Carnitin schleppt die Fettsäuren durch die Zellwand in die Verbrennungsöfen. Fehlt L-Carnitin, kommt die Fettverbrennung zum Stillstand. Die Leber stellt diese Substanz aus den beiden Aminosäuren Lysin und Methionin her, aber nur dann, wenn auch ausreichend Eiweiß zur Verfügung steht.

Bei gemischter Kost werden täglich etwa 10–70 mg L-Carnitin zugeführt. Nach Einschätzung verschiedener Forscher ist dies jedoch zu wenig. Sie empfehlen daher, L-Carnitin ein Leben lang täglich zusätzlich einzunehmen (gesunde Erwachsene ohne besonderen Streß täglich 1 g).

Pflanzliche Kost enthält diese Substanz praktisch überhaupt nicht. Strenge Vegetarier geraten deshalb –

Vorkommen von L-Carnitin in der Nahrung

Nahrungsmittel (100 g)	L-Carnitin (mg)
Rindfleisch	60
Schweinefleisch	30
Lammfleisch	210
Tomaten	2,9
Birnen	2,7
Erbsen	1,2
Kartoffeln, Karotten	0

insbesondere, wenn sie viel Sport treiben – leicht in eine Unterversorgung.

Einen Carnitinmangel haben ferner Säuglinge, die nicht gestillt werden. Bei Babys wird noch nicht ausreichend Carnitin gebildet, daher sind sie auf die Zufuhr durch Muttermilch angewiesen. Häufig werden Säuglinge mit Sojamilch ernährt. Diese enthält jedoch überhaupt kein Carnitin.

Munter durch Coenzym Q10

Coenzym Q10 besitzt strukturelle Ähnlichkeit mit den Vitaminen E und K. Es zählt zu den fettlöslichen Vitaminen und kann auch im Körper synthetisiert werden. Mit fortschreitendem Lebensalter wird immer weniger Coenzym Q10 gebildet, so daß

eine Nahrungsergänzung angezeigt sein kann.

Coenzym Q10 hat wichtige Funktionen beim Energiestoffwechsel und wirkt als Antioxidans. Es sorgt dafür, daß aus den Nahrungsbestandteilen Energie gewonnen wird. Davon profitieren Organe, die permanent arbeiten müssen, wie Herz und Muskulatur, aber auch das Immunsystem.

Die Substanz ist in den Nahrungsmitteln weit verbreitet, kann aber leicht zerstört werden, insbesondere durch Lebensmittelkonservierung. Wer sich von Konserven ernährt, hat immer einen Mangel an diesem Vitalstoff.

Ferner können Mängel durch eine gestörte Synthese im Körper bei einem Mangel an Folsäure, Pantothensäure, Niacin oder Vitamin B1 entstehen. Besonders empfindlich trifft ein Mangel das Herz. Schon ein geringes Defizit hat eine Störung der Herzfunktion zur Folge.

Lebensmittel mit hohem Gehalt an Coenzym Q10

Muskelfleisch, Leber, Fisch, Eier

Empfehlenswert ist eine Nahrungsergänzung mit Coenzym Q10 ab dem mittleren Lebensalter. Die empfohlene Tagesdosis beträgt 10–30 mg in Form dünndarmlöslicher Kapseln.

Guter Schlaf durch Melatonin

Melatonin ist das körpereigene Schlafhormon. Es wird mit einsetzender Dunkelheit (gemessen durch die Augen) von der Zirbeldrüse im Gehirn ausgeschüttet und stimuliert die Schlafbereitschaft sowie das Schlafmuster. Bei Tageslicht wird die Produktion wieder gestoppt, die Müdigkeit verfliegt.

Melatonin wird aus der Vorstufe Tryptophan hergestellt. Sie kommt in Käse, Erdnüssen, Truthahnfleisch, Rinderfilet, Hühnerei und Milch reichlich vor. Doch erst zuckerhaltige Lebensmittel sorgen dafür, daß die Melatoninproduktion so richtig beginnt. Man sollte deshalb im Abendessen eiweiß- und kohlenhydrathaltige Nahrungsmittel kombinieren.

Melatonin wurde in den letzten Jahren vielfach als Jungbrunnen angepriesen. Tatsächlich kann Melatonin zu mehr Energie und jugendlichem Schwung verhelfen, allerdings durch einen verblüffend einfachen Mechanismus: Das Geheimnis ist guter Schlaf. Der Schlaf ist die natürliche Verjüngungskur des Organismus. Dabei wird der gesamte Körper regeneriert und wieder fit gemacht. Menschen, die gut und ausreichend schlafen, sehen immer jünger und vitaler aus als ihre unausgeschlafenen Zeitgenossen.

Wer unter schlechtem Schlaf leidet, sollte zunächst seine Lebens- und Schlafgewohnheiten überprüfen. Oft liegt hier die Ursache für die gestörte Nachtruhe.

Die folgenden Ernährungstips unterstützen den Melatoninhaushalt im Körper:

● Melatonin wird aus der Aminosäure Tryptophan hergestellt, die in Käse, Erdnüssen, Truthahnfleisch, Rinderfilet, Hühnerei oder Milch reichlich vorkommt. Doch erst Zuckerhaltiges sorgt für eine richtige Melatoninproduktion. Kombinieren Sie vor allem beim Abendessen eiweiß- und kohlenhydrathaltige Nahrungsmittel, meiden Sie aber isolierten Zucker wie z. B. in Süßigkeiten, Limonaden, Gebäck etc.

● Es gibt auch Pflanzen, die ganz beachtliche Mengen an Melatonin enthalten. Die untenstehende Tabelle gibt darüber Auskunft. Ein schlafförderndes Abendessen sollte also insbesondere Lebensmittel aus den Gruppen B und C enthalten.

● Trinken Sie einen Schlaftee. Frei verkäufliche Teemischungen mit schlaffördernder und beruhigender Wirkung bestehen aus Baldrian, Hopfen, Johanniskraut, Melisse und Weißdorn. Solche Kräutermischungen enthalten rund 160–700 µg Melatonin in 100 g Trockengewicht, also eher homöopathische Dosen, haben aber dennoch eine schlaffördernde Wirkung.

Daneben enthalten diese Heilpflanzen noch weitere Inhaltsstoffe, die ein überreiztes vegetatives Nervensystem dämpfen und so zu nächtlicher Ruhe verhelfen.

Melatonin in Lebensmitteln
(Mengenangabe pro 100 g eßbarem Anteil)

A	0–50 µg	Ananas	Apfel	Apfelsine
		Banane	Erdbeere	Gerste
		Gurke	Kartoffel	Kiwi
		Kohl	Paprika	rote Bete
		Spargel	Spinat	Weintraube
		Zwiebel		
B	50–100 µg	Ingwer	Karotte	Nüsse
		Rettich	Sellerie	Tomate
C	mehr als 100 µg	Hafer	Mais	Reis

zitiert nach: R. Dubbels, Poster Nr. 12, Bremer Krebskongreß, 12.–14.10.1995

**Folgende Arzneipflanzen enthalten
170–380 µg Melatonin/100 g Trockengewicht**

Bärlauch (Allium ursinum), Baldrian (Valeriana officinalis),
Johanniskraut (Hypericum perforatum), Ringelblume
(Calendula officinalis), Lapachobaum (Tabebuia avellanedae).

zitiert nach: R. Dubbels, a.a.O.

● Ein ganz hervorragendes Schlafmittel ist Magnesium. Es vermindert Nervosität und Erregbarkeit und schenkt so angenehmen Schlaf.
100–200 mg Magnesium, eine halbe Stunde vor dem Schlafengehen eingenommen (am besten als Brausetablette), wirkt oft Wunder.

● Suchen Sie bei jeder länger andauernden Schlafstörung einen Arzt auf, und warten Sie nicht darauf, daß sich das Problem »irgendwie von selbst« wieder löst.
Die Schlafstunden in Ihrem Leben sind zu kostbar, als daß Sie leichtfertig darauf verzichten könnten.

● Nehmen Sie nicht unkontrolliert das in der Laienpresse als Jungbrunnen angepriesene Schlafhormon Melatonin ein. Auch wenn dieses Hormon als körpereigener Wirkstoff im allgemeinen gut vertragen wird, sollte eine Einnahme sorgfältig überlegt werden.

Indikationen für eine Melatonineinnahme sind:
● hartnäckige Schlafstörungen, die sich durch eine Änderung der Lebensumstände / Schlafgewohnheiten nicht bekämpfen lassen,
● zeitlich begrenzte Schlafstörungen bei Jetlag und Schichtarbeit,
● manche Erkrankungen (z. B. Herz- und Kreislauferkrankungen, Wochenbettdepression, Epilepsie, Alzheimerkrankheit, Down-Syndrom, bestimmte Krebsformen, klimakterische Beschwerden).

Hinweise zur Benutzung der Tabellen

Im folgenden 2. Teil des Buches finden Sie die Angaben zu den Vitamin- und Mineralstoffgehalten der gebräuchlichen Nahrungsmittel. Alle Werte beziehen sich, falls nicht anders angegeben, auf 100 Gramm verzehr- bzw. küchenfertige Rohware. Die Einheit zum jeweiligen Vitamin- und Mineralstoffgehalt steht in der Kopfleiste jeweils in Klammern. 1 mg (Milligramm) entspricht 1/1000 g, 1 µg (Mikrogramm) entspricht 1/1000 mg. Wenn ein Sternchen (*) in einer Spalte steht, bedeutet dies, daß hierzu keine oder keine zuverlässigen Daten vorliegen; ein Pluszeichen (+) bedeutet, daß die jeweilige Substanz nur in kleinen Mengen (Spuren) vorhanden ist. Vitamin A, das nur in tierischen Produkten vorkommt, aber als Provitamin A bzw. als Carotin auch in

Früchten und Gemüsen vorhanden ist, wurde in Vitamin-A-Äquivalente umgerechnet.
Wenn Sie den Vitamin- und Mineralstoffgehalt einer Mahlzeit berechnen wollen, müssen Sie jede Zutat nachschlagen und die im Rezept verwendete Menge mit dem 100-Gramm-Wert der Tabelle multiplizieren.
Beispiel: 100 Gramm frische Mango haben laut Tabelle 201 µg Vitamin A (bzw. Vitamin-A-Äquivalente). Wenn Ihr Rezept 125 g frische Mango enthält, rechnen Sie 201 x 1,25 = 251,25. Addieren Sie die errechneten Werte aller Zutaten, und runden Sie das Ergebnis auf eine ganze Zahl. Beachten Sie, daß bei der Be- und Verarbeitung sowie beim Erhitzen und Garen von Rohware mehr oder weniger große Vitamin- und Mineralstoffverluste entstehen.

Vitaminverluste durch Zubereitung

Vitamin	Maximaler Verlust beim Kochen in %	Maximaler Verlust beim Grillen und Braten in % (* = keine Angaben)
Vitamin A	40	*
Beta-Carotin	30	*
Vitamin D	40	*
Vitamin E	55	*
Vitamin K	5	*
Vitamin B₁	80	20–40
Vitamin B₂	75	10–20
Niacin	70	10–30
Vitamin B₆	50	0–40
Vitamin B₁₂	*	*
Folsäure	100	*
Pantothensäure	50	20
Vitamin C	100	*
Biotin	60	*

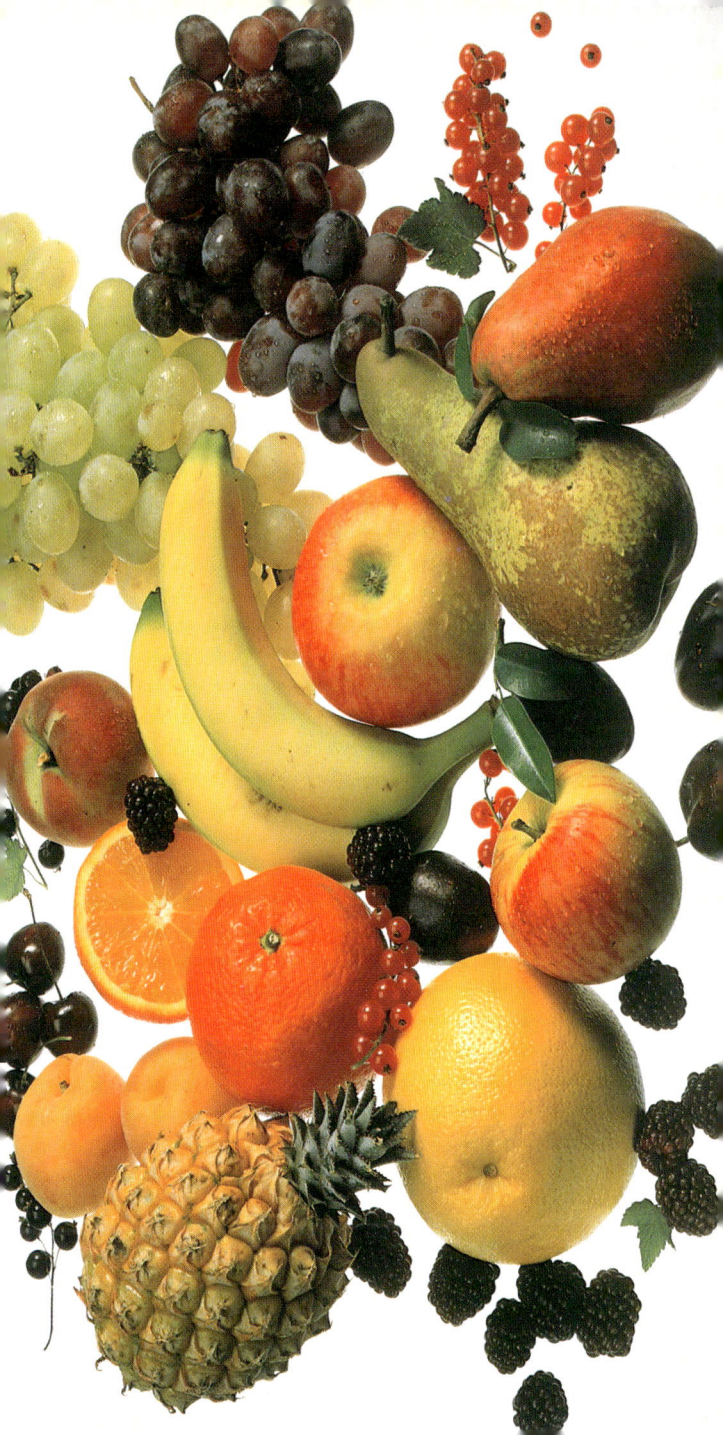

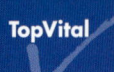

MILCH, MILCHPRODUKTE, KÄSE, EIER

Vitamingehalt ausgewählter Nahrungsmittel (pro 100 g verzehrfertiger Anteil)	A (µg)	D (µg)	E (mg)	K (µg)	B1 (mg)	B2 (mg)
Milch						
Kuhmilch, (H) 3,5 % Fett	31	+	0,1	*	0,04	0,18
– H-Milch, fettarm	13	+	+	*	0,04	0,18
– Rohmilch (Vorzugsmilch)	33	+	0,1	*	0,04	0,18
– Trinkmilch, 3,5% Fett	31	+	0,1	*	0,04	0,18
– Trinkmilch, fettarm	13	+	+	*	0,04	0,18
Ziegenmilch	73	+	*	*	0,05	0,15
Milchprodukte						
Buttermilch	9	+	+	*	0,03	0,16
Joghurt, 3,5 % Fett	31	+	+	*	0,03	0,18
– fettarm	13	+	+	*	0,03	0,18
– mager	1	+	+	*	0,03	0,19
Kefir, 3,5 % Fett	31	+	0,1	*	0,03	0,18
Kondensmilch, 7,5 % Fett	53	+	0,2	*	0,07	0,37
– 10 % Fett	72	+	0,2	*	0,09	0,48
Molke (Süß-)	3	+	+	*	0,04	0,15
Sahne, 10 % Fett (Kaffeerahm)	74	+	0,3	*	0,03	0,16
– 30 % Fett (Schlagsahne)	275	+	0,8	*	0,03	0,15
– Crème double, 42 % Fett	470	0,86	1,3	*	0,03	0,13
Käse						
1. Frischkäse						
– Rahm-, 50 % F. i. Tr.	*	0,41	0,61	*	0,02	0,25
– Doppelrahm-, 60 % F. i. Tr.	310	0,56	0,84	*	0,02	0,21
– Doppelrahm-, 70 % F. i. Tr.	340	0,62	0,93	*	0,02	0,21
Feta, 45 % F. i. Tr.	210	0,38	0,56	*	0,04	0,03
Körniger Frischkäse, 20% F. i. Tr.	60	0,10	0,15	*	0,03	0,24
Speisequark, 40% F. i. Tr.	110	0,21	0,31	*	0,03	0,27
Speisequark, 20% F. i. Tr.	50	0,09	0,13	*	0,03	0,29
Speisequark, mager	0	0	0	*	0,03	0,30
2. Gereifter Käse						
Bavaria blu, 70 % F. i. Tr.	190	0,08	1,2	*	0,06	0,45

Zeichenerklärung: * keine Daten verfügbar; + in Spuren enthalten

Niacin (mg)	B6 (mg)	Panthothen-säure (mg)	Folsäure (mg)	Biotin (mg)	B12 (µg)	C (mg)	Vitamingehalt ausgewählter Nahrungsmittel (pro 100 g verzehrfertiger Anteil)
							Milch
0,1	0,05	0,36	0,045	3,5	0,4	1	Kuhmilch, (H) 3,5 % Fett
0,1	0,05	0,37	0,045	3,5	0,4	1	– H-Milch, fettarm
0,1	0,05	*	*	*	0,4	2	– Rohmilch (Vorzugsmilch)
0,1	0,05	0,36	0,045	3,5	0,4	1	– Trinkmilch, 3,5% Fett
0,1	0,05	0,37	0,045	3,5	*	1	– Trinkmilch, fettarm
0,3	0,03	*	*	*	*	2	Ziegenmilch
							Milchprodukte
0,1	0,04	0,35	0,009	3,4	0,2	1	Buttermilch
0,1	0,05	0,36	0,01	3,5	0,5	1	Joghurt, 3,5 % Fett
0,1	0,05	0,37	0,01	3,6	0,5	1	– fettarm
0,1	0,05	0,37	0,01	3,6	0,5	1	– mager
0,1	0,05	0,36	0,005	3,5	0,5	1	Kefir, 3,5 % Fett
0,2	0,06	*	*	*	*	2	Kondensmilch, 7,5 % Fett
0,3	0,08	*	*	*	*	3	– 10 % Fett
0,2	0,04	*	*	*	*	1	Molke (Süß-)
0,1	0,04	0,42	0,012	4,0	0,5	1	Sahne, 10 % Fett (Kaffeerahm)
0,1	0,04	0,34	0,01	3,3	0,4	1	– 30 % Fett (Schlagsahne)
0,09	0,03	0,30	+	2,9	0,3	1	– Crème double, 42 % Fett
							Käse
							1. Frischkäse
0,08	0,05	0,6	0,025	5,9	0,7	0	– Rahm-, 50 % F. i. Tr.
0,07	0,06	0,48	0,021	4,6	0,63	0	– Doppelrahm-, 60 % F. i. Tr.
0,07	0,04	0,47	0,021	4,6	0,62	0	– Doppelrahm-, 70 % F. i. Tr.
0,20	0,10	0,50	0,030	2,4	1,5	0	Feta, 45 % F. i. Tr.
0,10	0,06	0,57	0,015	6,4	1,0	0	Körniger Frischkäse, 20 % F. i. Tr.
0,10	0,06	0,61	0,027	6,0	0,10	0	Speisequark, 40 % F. i. Tr
0,10	0,06	0,68	0,030	6,4	1,0	0	Speisequark, 20 % F. i. Tr.
0,10	0,06	0,74	0,030	7,0	1,0	0	Speisequark, mager
							2. Gereifter Käse
1,3	0,16	0,50	0,060	2,6	1,8	0	Bavaria blu, 70 % F. i. Tr.

MILCH, MILCHPRODUKTE, KÄSE, EIER

Vitamingehalt ausgewählter Nahrungsmittel (pro 100 g verzehrfertiger Anteil)	A (µg)	D (µg)	E (mg)	K (µg)	B1 (mg)	B2 (mg)
Camembert, 60 % F. i. Tr.	370	0,66	1,0	*	0,04	0,40
– 45 % F. i. Tr.	240	0,44	0,65	*	0,04	0,52
– 30 % F. i. Tr.	140	0,26	0,38	*	0,04	0,56
Edamer, deutscher, 45 % F. i. Tr.	280	0,51	0,76	*	0,04	0,30
– 30 % F. i. Tr..	180	0,32	0,50	*	0,04	0,35
Emmentaler, 45 % F. i. Tr.	330	0,60	0,90	*	0,04	0,32
Gouda, 48 % F. i. Tr.	310	0,56	0,84	*	0,04	0,30
– deutscher, 40 % F. i. Tr.	250	0,45	0,67	*	0,04	0,30
Harzer, Mainzer Handkäse	10	0,01	0,02	*	0,03	0,35
Leerdamer, 45 % F. i. Tr.	300	0,55	0,83	*	0,04	0,35
Parmesan, 32 % F. i. Tr.	250	0,45	0,68	*	0,03	0,50
Raclette, 48 % F. i. Tr.	310	0,56	0,84	*	0,04	0,30
Schmelzkäse, 45 % F. i. Tr.	260	0,48	0,72	*	0,03	0,38
Tilsiter, 45 % F. i. Tr.	280	0,51	0,76	*	0,04	0,35
Westberg, 45 % F. i. Tr.	300	0,55	0,83	*	0,04	0,35
Ziegenweichkäse, 45 % F. i. Tr.	250	1,4	0,60	*	0,05	0,50
Eier						
1 Hühnerei (Gew. Kl. M)	105	*	0,4	*	0,07	0,18
1 Hühnerei (Gew. Kl. S)	88	*	0,3	*	0,06	0,15
1 Eidotter, mittelgroß, 19 g	105	*	0,4	*	0,06	0,08
1 Eiklar, mittelgroß, 33 g	+	*	0	*	0,01	0,11

Zeichenerklärung: * keine Daten verfügbar; + in Spuren enthalten

Niacin (mg)	B6 (mg)	Panthothensäure (mg)	Folsäure (mg)	Biotin (mg)	B12 (µg)	C (mg)	Vitamingehalt ausgewählter Nahrungsmittel (pro 100 g verzehrfertiger Anteil)
1,2	0,12	0,32	0,060	4,8	1,8	0	Camembert, 60 % F.i.Tr.
1,2	0,15	0,40	0,080	6,0	1,8	0	– 45 % F.i.Tr.
1,2	0,15	0,43	0,087	6,5	2,0	0	– 30 % F.i.Tr.
0,1	0,07	0,40	0,033	1,5	1,9	0	Edamer, deutscher, 45 % F.i.Tr
0,1	0,07	0,40	0,040	1,7	2,2	0	– 30 % F.i.Tr..
0,1	0,11	0,04	0,020	3,0	2,7	0	Emmentaler, 45 % F.i.Tr.
0,1	0,06	0,04	0,033	1,5	1,9	0	Gouda, 48 % F.i.Tr.
0,1	0,07	0,40	0,036	1,5	1,9	0	– deutscher, 40 % F.i.Tr.
0,7	0,03	0,60	0,003	1,4	2,0	0	Harzer, Mainzer Handkäse
0,1	0,06	0,40	0,030	2,0	2,0	0	Leerdamer, 45 % F.i.Tr.
0,2	0,10	1,2	0,007	2,8	2,0	0	Parmesan, 32 % F.i.Tr.
0,1	0,06	0,40	0,033	1,5	2,0	0	Raclette, 48 % F.i.Tr.
0,2	0,07	1,0	0,018	4,0	2,0	0	Schmelzkäse, 45 % F.i.Tr.
0,1	0,06	0,50	0,030	2,0	2,0	0	Tilsiter, 45 % F.i.Tr.
0,1	0,06	0,40	0,030	2,0	2,3	0	Westberg, 45 % F.i.Tr.
3,5	0,20	1,2	0,008	10,0	2,8	0	Ziegenweichkäse, 45 % F.i.Tr.
							Eier
+	0,06	*	*	*	*	+	1 Hühnerei (Gew. Kl. M)
+	0,05	*	*	*	*	0	1 Hühnerei (Gew. Kl. S)
+	0,06	*	*	*	*	0	1 Eidotter, mittelgroß, 19 g
+	+	*	*	*	*	+	1 Eiklar, mittelgroß, 33 g

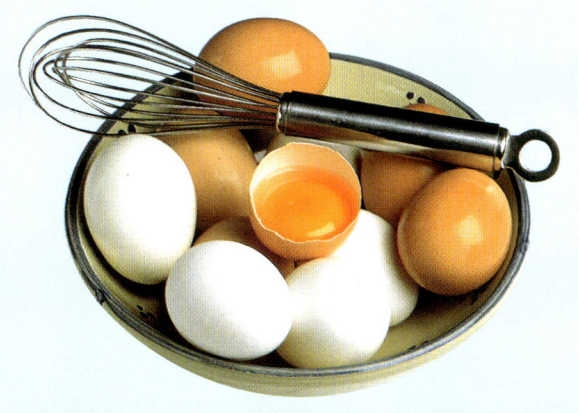

FETTE UND ÖLE

Vitamingehalt ausgewählter Nahrungsmittel (pro 100 g verzehrfertiger Anteil)	A (µg)	D (µg)	E (mg)	K (µg)	B1 (mg)	B2 (mg)
Tierische Fette und Öle						
Butter	777	1,3	2,0	*	0,01	0,02
Butterschmalz	930	1,6	2,4	*	0	0
Lebertran	25 500	*	3,3	*	*	0
Rindertalg	280	*	1,3	*	0	0
Schweineschmalz	0	*	1,0	*	0,01	0,11
Pflanzliche Fette und Öle						
Baumwollsaatöl	+	*	52,0	*	*	*
Erdnußöl	0	*	25,5	*	*	*
Erdnußpaste (Erdnußmus)	*	*	*	*	0,12	0,10
Kokosfett, gereinigt	+	*	0,6	*	0	0
Leinöl	*	*	5,2	*	*	*
Maiskeimöl	23	*	31,1	*	*	*
Margarine	608	*	13,6	*	*	*
Mayonnaise, 80 % Fett	84	*	15,0	*	0,02	0,04
Olivenöl	120	*	13,2	*	0	0
Palmöl	9400	*	24,5	*	*	*
Safloröl (Distelöl)	*	*	28,7	*	*	*
Sesamöl	*	*	28,3	*	*	*
Sojaöl	5,83	*	29,0	*	*	*
Sonnenblumenöl	4	*	50,0	*	*	*
Walnußkernöl	*	*	38,8	*	*	*
Weizenkeimöl	*	*	59,4	*	*	*

Zeichenerklärung: * keine Daten verfügbar; + in Spuren enthalten

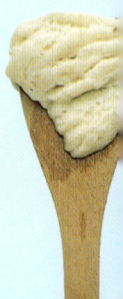

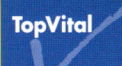

Niacin (mg)	B6 (mg)	Panthothen-säure (mg)	Folsäure (mg)	Biotin (mg)	B12 (µg)	C (mg)	Vitamingehalt ausgewählter Nahrungsmittel (pro 100 g verzehrfertiger Anteil)
							Tierische Fette und Öle
0,04	0,01	0,05	0	0	0	0	Butter
0	0	0	0	0	0	0	Butterschmalz
0	0	*	*	*	*	*	Lebertran
0	0	*	*	*	*	*	Rindertalg
+	+	*	*	*	*	0	Schweineschmalz
							Pflanzliche Fette und Öle
*	*	*	*	*	*	*	Baumwollsaatöl
*	*	*	*	*	*	*	Erdnußöl
6,2	*	*	*	*	*	*	Erdnußpaste (Erdnußmus)
0	*	*	*	*	*	*	Kokosfett, gereinigt
*	*	*	*	*	*	*	Leinöl
*	*	*	*	*	*	*	Maiskeimöl
+	*	*	*	*	*	+	Margarine
+	0,01	*	*	*	*	0	Mayonnaise, 80 % Fett
0	*	*	*	*	*	0	Olivenöl
*	*	*	*	*	*	*	Palmöl
*	*	*	*	*	*	*	Safloröl (Distelöl)
*	*	*	*	*	*	*	Sesamöl
*	*	*	*	*	*	*	Sojaöl
*	*	*	*	*	*	*	Sonnenblumenöl
*	*	*	*	*	*	*	Walnußkernöl
*	*	*	*	*	*	*	Weizenkeimöl

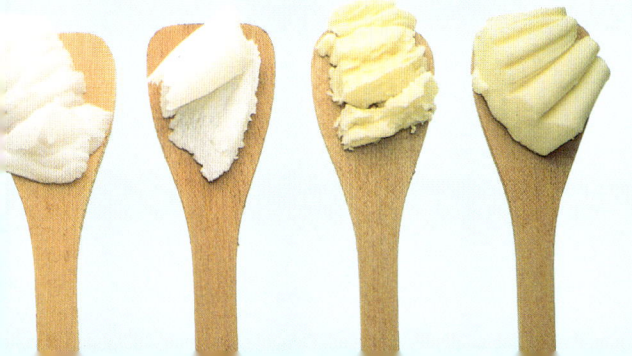

FISCHE UND MEERESFRÜCHTE

Vitamingehalt ausgewählter Nahrungsmittel (pro 100 g verzehrfertiger Anteil)	A (µg)	D (µg)	E (mg)	K (µg)	B₁ (mg)	B₂ (mg)
Seefische						
Flunder	10	*	0,3	*	0,22	0,21
Heilbutt	32	5,0	0,9	*	0,08	0,07
Hering	38	31,0	1,5	*	0,04	0,22
Kabeljau (Dorsch)	10	1,3	0,3	*	0,06	0,05
Katfisch (Steinbeißer)	18	0,5	2,1	*	0,20	0,06
Makrele	100	1,0	1,6	*	0,14	0,35
Ostseehering	20	7,8	0,7	*	0,06	0,24
Rotbarsch (Goldbarsch)	12	2,3	1,3	*	0,11	0,08
Schellfisch	17	*	0,4	*	0,05	0,17
Scholle	3	*	*	*	0,21	0,22
Seelachs (Köhler)	10	*	*	*	0,09	0,35
Seezunge	+	*	*	*	0,06	0,10
Steinbutt	+	*	*	*	0,02	0,15
Thunfisch	450	5,4	*	*	0,16	0,16
Süßwasserfische						
Aal (Flußaal)	980	13,0	*	*	0,18	0,32
Barsch (Flußbarsch)	7	*	1,1	*	0,08	0,12
Forelle (Bachforelle)	45	*	*	*	0,08	0,08
Hecht	15	*	0,7	*	0,09	0,06
Karpfen	44	*	0,5	*	0,07	0,05
Lachs	41	16,3	1,7	*	0,17	0,17
Schleie	1	*	*	*	0,08	0,18
Zander	*	*	*	*	0,16	0,25
Meeresfrüchte						
Garnele, Speisekrabbe	2	*	*	*	0,05	0,03
Hummer	0	*	1,5	*	0,13	0,09
Languste	25	*	*	*	0,01	0,08
Miesmuschel (Pfahlmuschel)	54	*	0,8	*	0,16	0,22

Zeichenerklärung: * keine Daten verfügbar; + in Spuren enthalten

VITAMINE

Niacin (mg)	B6 (mg)	Panthothen-säure (mg)	Folsäure (mg)	Biotin (mg)	B12 (µg)	C (mg)	Vitamingehalt ausgewählter Nahrungsmittel (pro 100 g verzehrfertiger Anteil)
							Seefische
3,4	0,25	*	*	*	1,0	*	Flunder
5,9	0,42	*	*	*	1,0	*	Heilbutt
3,8	0,45	0,94	*	*	8,5	+	Hering
2,1	0,20	*	*	*	0,5	2	Kabeljau (Dorsch)
2,4	*	*	*	*	*	*	Katfisch (Steinbeißer)
7,7	0,63	*	*	*	9,0	+	Makrele
4,3	*	9,3	*	*	*	*	Ostseehering
2,5	*	*	*	*	3,8	1	Rotbarsch (Goldbarsch)
3,1	*	*	*	*	*	*	Schellfisch
4,0	0,22	1,2	*	*	1,45	2	Scholle
4,0	*	*	*	*	3,5	*	Seelachs (Köhler)
3,0	*	*	*	*	*	*	Seezunge
3,0	*	*	*	*	*	*	Steinbutt
8,5	0,46	*	*	*	4,25	*	Thunfisch
							Süßwasserfische
2,6	0,28	*	*	*	1,0	*	Aal (Flußaal)
1,7	*	*	*	*	*	*	Barsch (Flußbarsch)
3,4	*	*	*	*	*	*	Forelle (Bachforelle)
1,6	0,15	*	*	*	*	*	Hecht
1,9	0,15	*	*	*	*	1	Karpfen
7,5	0,98	*	*	*	2,9	1	Lachs
4,0	*	*	*	*	*	1	Schleie
2,3	*	*	*	*	*	1	Zander
							Meeresfrüchte
2,4	0,13	*	*	*	*	2	Garnele, Speisekrabbe
1,8	1,18	*	*	*	*	5	Hummer
3,0	*	*	*	*	*	2	Languste
1,6	*	*	*	*	*	3	Miesmuschel (Pfahlmuschel)

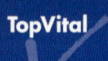

FLEISCH UND GEFLÜGEL

Vitamingehalt ausgewählter Nahrungsmittel (pro 100 g verzehrfertiger Anteil)	A (µg)	D (µg)	E (mg)	K (µg)	B₁ (mg)	B₂ (mg)
Schweinefleisch						
Bug (Schulter)	9	*	*	*	0,89	0,22
Filet	*	*	*	*	1,10	0,31
Kamm (Hals)	*	*	0,6	*	0,92	0,18
Keule (Schlegel)	0	*	*	*	0,80	0,19
Kotelett	0	*	0,6	*	0,80	0,19
Schnitzel	*	*	0,7	*	0,80	0,19
Leber	39000	*	0,2	*	0,31	3,17
Niere	39	*	0,3	*	0,34	1,80
Rindfleisch						
Filet	*	*	*	*	0,10	0,13
Hochrippe (Rostbraten)	15	*	*	*	0,08	0,15
Kamm (Hals)	3	*	*	*	0,09	0,19
Keule (Schlegel)	10	*	*	*	0,09	0,17
Lende (Roastbeef)	15	*	1,1	*	0,09	0,16
Leber	15300	1,7	0,7	*	0,30	2,90
Lunge	55	*	0,5	*	0,09	0,34
Niere	330	*	0,2	*	0,30	2,26
Zunge	0	*	0,2	*	0,14	0,29
Kalbfleisch						
Brust	+	*	*	*	0,14	0,24
Filet	+	*	*	*	0,15	0,30
Haxe	+	*	*	*	0,15	0,23
Keule (Schlegel)	+	*	*	*	0,15	0,27
Kotelett	+	*	0,6	*	0,14	0,26
Schnitzel	+	*	*	*	0,18	0,30
Leber	21900	*	0,2	*	0,28	2,61
Niere	210	*	*	*	0,37	2,50
Hammel-/Lammfleisch						
Brust	0	*	*	*	0,14	0,19
Filet	0	*	0.4	*	0,18	0,25

Zeichenerklärung: * keine Daten verfügbar; + in Spuren enthalten

Vitamingehalt ausgewählter Nahrungsmittel (pro 100 g verzehrfertiger Anteil)

Niacin (mg)	B6 (mg)	Panthothen-säure (mg)	Folsäure (mg)	Biotin (mg)	B12 (µg)	C (mg)	
							Schweinefleisch
4,5	*	*	*	*	*	*	Bug (Schulter)
6,5	*	*	*	*	*	*	Filet
3,9	*	*	*	*	*	*	Kamm (Hals)
4,3	0,39	*	*	*	*	*	Keule (Schlegel)
4,3	0,50	*	*	*	*	*	Kotelett
4,3	0,39	*	*	*	*	*	Schnitzel
5,7	0,59	*	*	27	39,0	*	Leber
8,4	0,55	*	*	30-130	15,0	*	Niere
							Rindfleisch
4,6	0,50	1,0	*	*	2,0	*	Filet
4,3	*	*	*	*	*	*	Hochrippe (Rostbraten)
5,2	*	*	*	*	*	*	Kamm (Hals)
4,5	*	*	*	*	2,2	*	Keule (Schlegel)
4,9	*	*	*	*	*	*	Lende (Roastbeef)
3,6	0,71	7,3	62	*	*	31	Leber
4,3	0,07	*	*	+	3,3	*	Lunge
6,2	0,39	*	44	20-90	33,4	*	Niere
4,6	0,17	2,0	*	*	*	*	Zunge
							Kalbfleisch
6,1	*	*	*	*	*	1	Brust
6,5	*	*	*	*	*	1	Filet
5,4	*	*	*	*	*	*	Haxe
6,6	0,40	0,95	*	*	1,2	*	Keule (Schlegel)
6,5	0,40	*	*	*	*	+	Kotelett
7,5	*	*	*	*	*	+	Schnitzel
5,0	0,90	7,90	*	75	60,0	35	Leber
6,5	0,50	4,00	*	80	25,0	13	Niere
							Hammel-/Lammfleisch
4,5	*	*	*	*	*	0	Brust
5,8	*	*	*	*	*	0	Filet

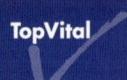

FLEISCH UND GEFLÜGEL

Vitamingehalt ausgewählter Nahrungsmittel (pro 100 g verzehrfertiger Anteil)	A (µg)	D (µg)	E (mg)	K (µg)	B1 (mg)	B2 (mg)
Keule (Schlegel)	0	*	0,5	*	0,16	0,22
Kotelett	0	*	0,4	*	0,13	0,18
Leber	9500	*	*	*	0,36	3,33
Geflügel						
Ente i. D.	*	*	*	*	0,30	0,20
Gans i. D.	65	*	*	*	0,12	0,26
Huhn, Brathuhn	10	*	0,1	*	0,08	0,16
- Brust	*	*	0,3	*	0,07	0,09
- Keule (Schlegel)	*	*	*	*	0,10	0,24
- Suppenhuhn	260	*	*	*	0,06	0,17
- Leber	12800	2,0	0,4	*	0,32	2,49
Puter (ausgewachsen)	13	*	2,5	*	0,10	0,18
- Brust	*	*	0,9	*	0,05	0,08
- Keule	*	*	1,2	*	0,09	0,18
- Jungtiere i. D.	+	*	1,9	*	0,08	0,14
Fleisch-/Wurstwaren						
Bierschinken	0	*	0	*	0,31	0,18
Bratwurst (vom Schwein)	*	*	0,3	*	0,28	0,22
Fleisch-und Leberkäse	*	*	*	*	0,05	0,15
Fleischwurst (Lyoner)	*	*	*	*	0.20	0,25
Jagdwurst	0	*	0	*	0,11	0,12
Leberwurst	1500	*	0,7	*	0,20	0,92
Mortadella	0	*	*	*	0,10	0,15
Münchner Weißwurst	*	*	*	*	0,04	0,13
Rotwurst (Blutwurst)	3	*	*	*	0,07	0,13
Salami	+	+	+	*	0,18	0,20
Schinken, gekocht	0	*	0	*	0,61	0,26
Schinken, roh, geräuchert	0	*	0	*	0,55	0,20
Speck, durchwachsen	0	*	0,4	*	0,43	0,14
Wiener Würstchen	*	*	*	*	0,10	0,12

Zeichenerklärung:
* keine Daten verfügbar;   + in Spuren enthalten;   i.D. im Durchschnitt

TopVital ✓

Niacin (mg)	B6 (mg)	Panthothen-säure (mg)	Folsäure (µg)	Biotin (µg)	B12 (µg)	C (mg)	Vitamingehalt ausgewählter Nahrungsmittel (pro 100 g verzehrfertiger Anteil)
5,2	0,29	*	*	*		3,0	0	Keule (Schlegel)
4,3	0,33	*	*	*	*	0	Kotelett
5,3	0,37	7,6	*	130	35,0	*	Leber
							Geflügel
3,5	*	*	*	*	*	7	Ente i. D.
6,4	0,58	*	*	*	*	*	Gans i. D.
6,8	0,5	0,96	*	*	*	3	Huhn, Brathuhn
0,5	0,53	*	*	*	*	0	- Brust
5,6	0,25	0,84	*	*	*	0	- Keule (Schlegel)
8,8	*	*	*	*	*	*	- Suppenhuhn
1,6	0,80	7,16	*	*	23,0	*	- Leber
0,5	*	1,1	*	*	*	*	Puter (ausgewachsen)
1,3	0,46	*	*	*	*	*	- Brust
4,7	*	1,13	*	*	*	*	Keule
7,9	*	0,84	*	*	*	*	- Jungtiere i. D.
							Fleisch-/Wurstwaren
3,8	*	*	*	*	*	0	Bierschinken
3,2	*	*	*	*	*	*	Bratwurst (vom Schwein)
2,4	*	*	*	*	*	*	Fleisch-und Leberkäse
2,5	*	*	*	*	*	*	Fleischwurst (Lyoner)
4,2	*	*	*	*	*	*	Jagdwurst
3,6	*	*	*	*	*	*	Leberwurst
3,1	*	*	*	*	*	*	Mortadella
3,3	*	*	*	*	*	*	Münchner Weißwurst
1,2	*	*	*	*	*	*	Rotwurst (Blutwurst)
2,6	*	*	*	*	*	*	Salami
3,5	0,36	*	*	*	*	*	Schinken, gekocht
3,5	0,40	*	*	*	*	*	Schinken, roh, geräuchert
2,3	0,35	*	*	*	*	*	Speck, durchwachsen
3,1	*	*	*	*	*	*	Wiener Würstchen

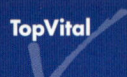

GETREIDE UND GETREIDEERZEUGNISS

Vitamingehalt ausgewählter Nahrungsmittel (pro 100 g verzehrfertiger Anteil)	A (µg)	D (µg)	E (mg)	K (µg)	B₁ (mg)	B₂ (mg)
Getreide und Mahlprodukte						
Buchweizen, Korn, geschält	0	*	1,3	*	0,26	0,15
– Vollmehl	0	*	2,1	*	0,58	0,15
Gerste, Korn	0	*	0,6	*	0,43	0,18
– Perlgraupen	0	*	0,2	*	0,10	0,08
Hafer, Korn	*	*	1,0	*	0,52	0,17
– Flocken (Vollkorn)	*	*	1,0	*	0,56	0,15
Hirse, Korn	0	*	0,4	*	0,26	0,14
Mais, Korn	185	*	2,2	*	0,36	0,20
– Vollmehl	50	*	*	*	0,37	0,11
– Grieß (Polenta)	120	*	0,7	*	0,15	0,05
– Stärke	0	*	0	*	+	0,01
Reis, Korn, unpoliert	0	*	0,74	*	0,41	0,09
– poliert	0	*	0,4	*	0,06	0,03
Roggen, Korn	60	*	2,0	*	0,35	0,17
– Mehl, Type 815	41	*	0,5	*	0,18	0,09
– Mehl, Type 997	41	*	1,3	*	0,19	0,11
– Vollkornmehl, Type 1800	59	*	1,8	*	0,30	0,14
– Keime	340	*	12,7	*	1,00	0,84
Weizen, Korn	33	*	1,6	*	0,46	0,11
– Grieß	*	*	0,8	*	0,12	0,04
– Mehl, Type 405	+	*	0,3	*	0,06	0,03
– Mehl, Type 550	+	*	0,3	*	0,11	0,08
– Mehl, Type 1050	+	*	1,4	*	0,43	0,07
– Vollkornmehl, Type 1700	+	*	2,1	*	0,47	0,17
– Keime, getrocknet	10	*	24,7	*	2,00	0,72
– Speisekleie	+	*	2,7	*	0,65	0,51
– Stärke	0	*	0	*	0	0
Brot und Backwaren						
Roggenmischbrot	0	*	*	*	0,18	0,08
Roggenvollkornbrot	80	*	1,2	*	0,18	0,15
Weizenmischbrot	0	*	*	*	0,14	0,07

Zeichenerklärung: * keine Daten verfügbar; + in Spuren enthalten

VITAMINE

Niacin (mg)	B6 (mg)	Panthothen-säure (mg)	Folsäure (mg)	Biotin (µg)	B12 (µg)	C (mg)	Vitamingehalt ausgewählter Nahrungsmittel (pro 100 g verzehrfertiger Anteil)
							Getreide und Mahlprodukte
2,9	0,58	*	*	*	*	0	Buchweizen, Korn, geschält
2,9	0,58	*	*	*	*	0	– Vollmehl
4,8	0,56	*	*	*	*	0	Gerste, Korn
3,1	0,22	*	*	*	*	0	– Perlgraupen
2,4	0,96	*	*	*	*	+	Hafer, Korn
1,0	0,16	*	*	*	*	0	– Flocken (Vollkorn)
1,8	0,52	*	*	*	*	0	Hirse, Korn
1,5	0,40	*	*	*	*	0	Mais, Korn
2,0	*	*	*	*	*	0	– Vollmehl
0,5	*	*	*	*	*	0	– Grieß (Polenta)
0,03	+	*	*	*	*	0	– Stärke
5,2	0,28	*	*	*	*	0	Reis, Korn, unpoliert
1,3	0,15	*	*	*	*	0	– poliert
1,8	0,29	*	*	*	*	0	Roggen, Korn
0,6	0,11	*	*	*	*	0	– Mehl, Type 815
0,8	*	*	*	*	*	0	– Mehl, Type 997
1,9	0,30	*	*	*	*	0	– Vollkornmehl, Type 1800
2,3	1,80	*	*	*	*	0	– Keime
5,1	0,27	*	*	*	*	0	Weizen, Korn
1,3	0,09	*	*	*	*	0	– Grieß
0,7	0,18	*	*	*	*	0	– Mehl, Type 405
0,5	0,10	*	*	*	*	0	– Mehl, Type 550
1,4	0,24	*	*	*	*	0	– Mehl, Type 1050
4,8	0,46	*	*	*	*	0	– Vollkornmehl, Type 1700
4,5	4,0	*	*	*	*	0	– Keime, getrocknet
7,7	0,73	*	*	*	*	0	– Speisekleie
0,01	*	*	*	*	*	0	– Stärke
							Brot und Backwaren
1,0	0,12	*	0,093	*	*	0	Roggenmischbrot
0,6	0,30	*	0,136	*	*	7	Roggenvollkornbrot
1,2	0,09	*	*	*	*	0	Weizenmischbrot

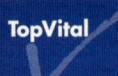

GETREIDE UND GETREIDEERZEUGNISS

Vitamingehalt ausgewählter Nahrungsmittel (pro 100 g verzehrfertiger Anteil)	A (µg)	D (µg)	E (mg)	K (µg)	B1 (mg)	B2 (mg)
Weizenvollkornbrot	*	*	0,3	*	0,23	0,15
Weizenbrötchen (Semmel)	0	*	*	*	0,10	0,03
Weizentoastbrot	*	*	*	*	0,08	0,05
Knäckebrot	0	*	13,3	*	0,20	0,18
Pumpernickel	*	*	*	*	0,05	0,08
Frühstücksflocken						
Kleieflocken, gezuckert	1400	*	*	*	1,16	1,00
Cornflakes	28,2	*	0,02	*	0,06	*
Müslimischung, trocken	27	*	*	*	0,25	0,15
Teigwaren						
Eiernudeln, roh	60	*	0,04	*	0,20	0,10

Zeichenerklärung: * keine Daten verfügbar; + in Spuren enthalten

Niacin (mg)	B6 (mg)	Panthothensäure (mg)	Folsäure (mg)	Biotin (mg)	B12 (µg)	C (mg)	Vitamingehalt ausgewählter Nahrungsmittel (pro 100 g verzehrfertiger Anteil)
2,5	0,24	0,79	0,067	*	*	0	Weizenvollkornbrot
1,0	0,04	*	0,410	*	*	0	Weizenbrötchen (Semmel)
1,0	0,11	*	*	*	*	0	Weizentoastbrot
1,1	0,30	*	0,960	*	*	0	Knäckebrot
1,2	0,10	*	*	*	*	0	Pumpernickel
							Frühstücksflocken
7,0	*	*	*	*	*	*	Kleieflocken, gezuckert
1,4	+	*	*	*	*	*	Cornflakes
*	0,17	*	*	*	*	+	Müslimischung, trocken
							Teigwaren
2,0	0,06	*	*	*	*	0	Eiernudeln, roh

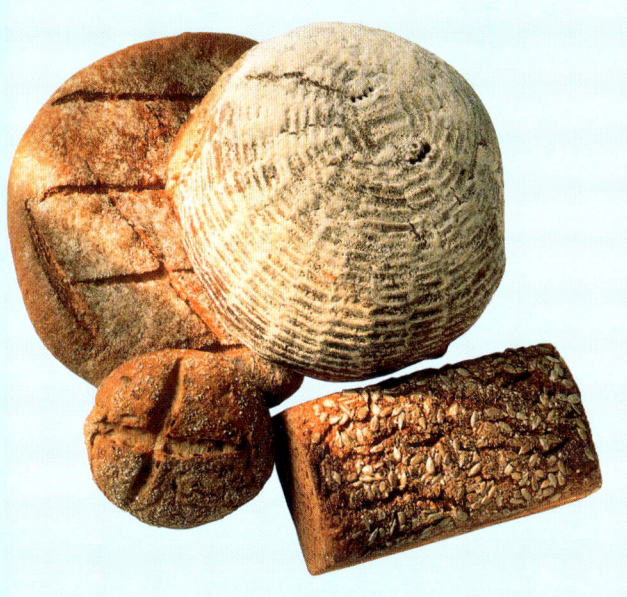

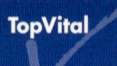

HÜLSENFRÜCHTE UND SPROSSEN

Vitamingehalt ausgewählter Nahrungsmittel (pro 100 g verzehrfertiger Anteil)	A (µg)	D (µg)	E (mg)	K (µg)	B1 (mg)	B2 (mg)
Alfalfasprossen, frisch	0	*	*	*	0,08	0,13
Bohnenkerne, weiß	67	*	0,05	*	0,50	0,20
Bohnensprossen, frisch	0	*	*	*	0,15	0,07
Erbsen	13	*	*	*	0,76	0,27
Kichererbsen	30	*	*	*	0,50	0,20
Kichererbsensprossen, frisch	20	*	*	*	0,23	0,15
Limabohnen	*	*	*	*	0,45	0,13
Linsen	17	*	*	*	0,45	0,26
Sojabohnen	63	*	1,5	*	1,00	0,50
Sojakäse (Tofu)	*	*	*	*	0,08	0,05
Sojasprossen, frisch	4	*	0,1	*	0,20	0,12

SAMEN, KERNE UND NÜSSE

	A (µg)	D (µg)	E (mg)	K (µg)	B1 (mg)	B2 (mg)
Cashewkern	30	*	1,6	*	0,63	0,25
Erdnuß	+	*	10,3	*	0,90	0,15
Haselnußkern	4	*	26,6	*	0,40	0,20
Kastanie (Marone)	4	*	2,3	*	0,23	0,22
Kokosnuß (Fruchtmark)	*	*	0,8	*	0,05	0,02
Kokosraspel	*	*	0,06	*	0,04	0,60
Leinsamen, ungeschält	*	*	57,0	*	0,17	0,16
Macadamianuß	*	*	*	*	0,28	0,12
Mandelkern	23	*	25,2	*	0,22	0,60
Mohnsamen	*	*	4,0	*	0,86	0,17
Paranuß	3	*	9,3	*	1,00	0,04
Pecannuß	13,3	*	3,1	*	0,86	0,13
Pinienkern	8	*	*	*	1,30	0,23
Pistazienkern	70	*	*	*	0,65	0,20
Sesamsamen	6	*	5,7	*	1,00	0,25
Sonnenblumenkern, geschält	*	*	21,8	*	1,90	0,14
Walnußkern	10	*	12,3	*	0,35	0,10

Zeichenerklärung: * keine Daten verfügbar; + in Spuren enthalten

Niacin (mg)	B6 (mg)	Panthothen-säure (mg)	Folsäure (mg)	Biotin (mg)	B12 (µg)	C (mg)	Vitamingehalt ausgewählter Nahrungsmittel (pro 100 g verzehrfertiger Anteil)
*	0,03	*	*	*	*	8	Alfalfasprossen, frisch
2,1	0,41	*	0,128	*	*	2	Bohnenkerne, weiß
*	0,10	*	*	*	*	20	Bohnensprossen, frisch
2,8	0,12	2,1	0,057	18,7	*	1	Erbsen
1,5	0,54	*	*	*	*	4	Kichererbsen
*	0,27	*	*	*	*	10	Kichererbsensprossen, frisch
2,5	*	*	*	*	*	0	Limabohnen
2,2	0,60	*	0,103	*	*	*	Linsen
2,5	1,0	1,92	*	60,0	*	0	Sojabohnen
0,2	0,05	*	*	*	*	0	Sojakäse (Tofu)
1,2	*	*	*	*	*	7	Sojasprossen, frisch
1,8	*	*	*	*	*	*	Cashewkern
15,3	0,44	*	*	*	*	0	Erdnuß
1,4	0,31	*	*	*	*	3	Haselnußkern
0,9	0,35	*	*	*	*	27	Kastanie (Marone)
0,4	0,06	*	*	*	*	2	Kokosnuß (Fruchtmark)
*	*	*	*	*	*	*	Kokosraspel
1,4	*	*	*	*	*	*	Leinsamen, ungeschält
1,5	*	*	*	*	*	*	Macadamianuß
4,1	0,16	*	*	*	*	0	Mandelkern
1,0	0,44	*	*	*	*	*	Mohnsamen
0,2	0,11	*	*	*	*	2	Paranuß
2,0	*	*	*	*	*	*	Pecannuß
4,5	*	*	*	*	*	*	Pinienkern
1,5	*	*	*	*	*	7	Pistazienkern
5,0	*	*	*	*	*	*	Sesamsamen
4,1	0,6	*	*	*	*	*	Sonnenblumenkern, geschält
1,0	0,87	*	*	*	*	3	Walnußkern

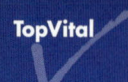
GEMÜSE, KRÄUTER, PILZE

Vitamingehalt ausgewählter Nahrungsmittel (pro 100 g verzehrfertiger Anteil)	A (µg)	D (µg)	E (mg)	K (µg)	B1 (mg)	B2 (mg)
Gemüse und Kräuter						
Artischocke, roh	4	*	0,2	*	0,14	0,01
Aubergine	7,2	*	0,10	*	0,04	0,04
Bambussprosse, roh	2	*	0,03	*	0,13	0,08
Bleichsellerie, roh	483	*	*	*	0,05	0,08
Blumenkohl, roh	2,1	*	0,1	*	0,10	0,11
Bohne, grün, roh	60	*	0,1	*	0,08	0,11
Brennessel	800	*	*	*	*	*
Brokkoli, roh	143	*	0,5	205	0,10	0,20
Brunnenkresse	691	*	*	250	0,09	0,20
Chicoree, roh	572	*	*	*	0,05	0,03
Chinakohl	71	*	*	*	0,03	0,04
Endivie	280	*	*	*	0,06	0,10
Erbse, grün, roh	50	*	*	36	0,32	0,15
Feldsalat	650	*	0,6	*	0,07	0,08
Fenchel, Knolle	783	*	*	*	0,23	0,11
Gartenkresse	365	*	0,7	*	0,15	0,19
Grünkohl, roh	861	*	1,7	817	0,10	0,20
Gurke (Salatgurke)	65	*	0,1	19	0,02	0,03
Kartoffel, roh	1	*	0,1	*	0,10	0,05
Knoblauch, roh	*	*	0,01	*	0,20	0,08
Knollensellerie, roh	3	*	0,5	*	0,04	0,07
Kohlrabi, roh	33	*	*	*	0,05	0,05
Kohlrübe, roh	17	*	*	*	0,07	0,07
Kopfsalat	240	*	0,6	61	0,06	0,08
Kürbis, roh	127	*	1,1	*	0,05	0,07
Löwenzahnblatt	1300	*	2,5	*	0,20	0,17
Mangold, roh	588	*	*	*	0,09	0,16
Meerrettich, roh	4	*	*	*	0,14	0,11
Möhre (Karotte), roh	1600	*	0,6	5	0,07	0,05
Paprikaschote, roh	180	*	2,5	*	0,07	0,05
Pastinake, roh	4	*	1	*	0,08	0,13
Petersilienblatt, roh	+	*	3,7	*	0,14	0,30
Porree, Blätter, roh	167	*	0,5	*	0,09	0,07

Zeichenerklärung: * keine Daten verfügbar; + in Spuren enthalten

Vitamingehalt ausgewählter Nahrungsmittel (pro 100 g verzehrfertiger Anteil)

Gemüse und Kräuter

Niacin (mg)	B6 (mg)	Panthothensäure (mg)	Folsäure (mg)	Biotin (mg)	B12 (µg)	C (mg)	
0,9	*	*	*	*	0	8	Artischocke, roh
0,6	0,08	*	*	*	0	5	Aubergine
0,6	*	*	*	*	0	6	Bambussprosse, roh
0,6	0,09	*	*	*	0	7	Bleichsellerie, roh
0,6	*	1,01	125	*	0	69	Blumenkohl, roh
0,5	0,28	*	*	*	0	19	Bohne, grün, roh
*	*	*	*	*	0	200	Brennessel
1,1	0,17	1,29	111	*	0	110	Brokkoli, roh
0,07	*	*	*	*	0	51	Brunnenkresse
0,2	0,05	*	50	*	0	10	Chicoree, roh
0,4	0,12	*	75	*	0	26	Chinakohl
0,4	*	*	109	*	0	10	Endivie
2,5	*	0,72	159	*	0	25	Erbse, grün, roh
0,4	0,25	*	145	*	0	35	Feldsalat
0,2	0,10	*	*	*	0	93	Fenchel, Knolle
1,8	2,17	*	*	*	0	69	Gartenkresse
2,1	0,25	*	212	*	0	105	Grünkohl, roh
0,2	0,04	*	27	*	0	8	Gurke (Salatgurke)
1,2	0,30	*	*	*	0	17	Kartoffel, roh
0,6	*	*	*	*	0	14	Knoblauch, roh
0,9	0,20	*	76	*	0	8	Knollensellerie, roh
1,0	0,07	*	70	*	0	63	Kohlrabi, roh
0,9	0,20	*	*	*	0	33	Kohlrübe, roh
0,3	0,06	*	75	*	0	13	Kopfsalat
0,5	0,10	*	*	*	0	12	Kürbis, roh
0,8	*	*	*	*	0	33	Löwenzahnblatt
0,6	*	*	*	*	0	39	Mangold, roh
0,6	0,20	*	*	*	0	114	Meerrettich, roh
0,6	0,30	*	55	*	0	7	Möhre (Karotte), roh
0,4	0,27	*	60	*	0	140	Paprikaschote, roh
0,9	0,10	*	*	*	0	18	Pastinake, roh
1,4	0,20	*	*	*	0	166	Petersilienblatt, roh
0,5	0,26	*	103	*	0	26	Porree, Blätter, roh

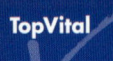

GEMÜSE, KRÄUTER, PILZE

Vitamingehalt ausgewählter Nahrungsmittel (pro 100 g verzehrfertiger Anteil)	A (µg)	D (µg)	E (mg)	K (µg)	B1 (mg)	B2 (mg)
Radieschen, roh	4	*	*	*	0,04	0,04
Rettich	2	*	*	*	0,03	0,03
Rhabarber, roh	12	*	0,2	*	0,02	0,03
Rosenkohl, roh	75	*	0,6	*	0,10	0,16
Rote Bete, roh	2	*	0,05	*	0,03	0,04
Rotkohl, roh	2,5	*	1,7	44	0,07	0,05
Sauerampferblatt	583	*	*	*	*	*
Sauerkraut, abgetropft, roh	3	*	*	*	0,03	0,05
Schnittlauch	50	*	0,44	*	0,14	0,15
Schwarzwurzel, roh	3	*	6.,0	*	0,11	0,03
Spargel, roh	87	*	2,1	*	0,11	0,11
Spinat, roh	781	*	1,4	400	0,10	0,20
Süßkartoffel (Batate), roh	1000	*	*	*	0,06	0,05
Tomate, roh	84	*	0,8	6	0,06	0,04
– Saft	90	*	*	*	0,05	0,04
Topinambur	2	*	*	*	0,20	0,06
Weiße Rübe, roh	12	*	0	*	0,04	0,05
Weißkohl, roh	12	*	1,7	145	0,05	0,05
Wirsing, roh	6,5	*	2,5	*	0,05	0,07
Zucchini, roh	31	*	*	*	0,20	0,09
Zwiebel, roh	1,2	*	0,1	*	0,03	0,03
Pilze						
Austernpilz	*	*	*	*	0,20	0,30
Birkenpilz	*	*	*	*	0,10	0,44
Champignon (Zucht-)	1,7	1,9	*	*	0,10	0,45
Morchel (Speise-)	*	3,1	0,6	*	0,13	0,06
Pfifferling	217	2,1	0,1	*	0,02	0,23
Steinpilz	*	3,1	0,6	*	0,03	0,37

Zeichenerklärung: * keine Daten verfügbar; + in Spuren enthalten

Niacin (mg)	B6 (mg)	Panthothensäure (mg)	Folsäure (mg)	Biotin (mg)	B12 (µg)	C (mg)	Vitamingehalt ausgewählter Nahrungsmittel (pro 100 g verzehrfertiger Anteil)
),2	0,06	*	*	*	0	27	Radieschen, roh
),4	0,06	*	*	*	0	29	Rettich
),2	0,04	*	*	*	0	10	Rhabarber, roh
),7	0,30	*	179	*	0	112	Rosenkohl, roh
),2	0,05	*	83	*	0	10	Rote Bete, roh
),4	0,15	*	*	*	0	50	Rotkohl, roh
*	*	*	*	*	0	47	Sauerampferblatt
),2	0,20	*	*	*	0	20	Sauerkraut, abgetropft, roh
),6	*	*	*	*	0	47	Schnittlauch
),3	*	*	*	*	0	4	Schwarzwurzel, roh
1,0	0,06	1,12	108	*	0	20	Spargel, roh
),6	0,20	*	145	7	0	51	Spinat, roh
),6	0,3	0,86	*	*	0	30	Süßkartoffel (Batate), roh
),5	0,10	*	50	*	0	25	Tomate, roh
),7	0,10	*	*	*	0	17	– Saft
1,3	*	*	*	*	0	4	Topinambur
),6	0,08	*	*	*	0	20	Weiße Rübe, roh
),3	0,10	*	36	*	0	47	Weißkohl, roh
),5	0,20	*	*	*	0	50	Wirsing, roh
),4	0,10	*	*	*	0	16	Zucchini, roh
),2	0,13	*	*	*	0	10	Zwiebel, roh

Pilze

Niacin (mg)	B6 (mg)	Panthothensäure (mg)	Folsäure (mg)	Biotin (mg)	B12 (µg)	C (mg)	
),0	0,09	*	*	*	0	1	Austernpilz
4,9	*	*	*	*	0	7	Birkenpilz
4,7	0,06	2,10	*	16	0	4	Champignon (Zucht-)
*	*	*	*	*	0	5	Morchel (Speise-)
6,5	*	*	*	*	0	6	Pfifferling
4,9	*	2,70	*	*	0	3	Steinpilz

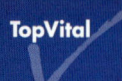

OBST UND OBSTPRODUKTE

Vitamingehalt ausgewählter Nahrungsmittel (pro 100 g verzehrfertiger Anteil)	A (µg)	D (µg)	E (mg)	K (µg)	B₁ (mg)	B₂ (mg)
Ananas, roh	3	*	0,1	*	0,08	0,03
Apfel, ungeschält, roh	4	*	0,5	*	0,04	0,03
– Saft	7	*	*	*	0,02	0,03
Apfelsine, roh	11	*	0,3	*	0,09	0,04
– Saft, frisch gepreßt	12	*	*	*	0,10	0,03
– Saft, Handelsware	12	*	*	*	0,08	0,02
Aprikose, roh	265	*	0,5	*	0,04	0,05
– getrocknet	5790	*	*	*	0,01	0,11
– in Dosen, Gesamtinhalt	123	*	*	*	0,02	0,02
Avocado, roh	12	*	1,3	*	0,08	0,15
Banane, roh	8	*	0,3	*	0,05	0,06
Birne, roh	3	*	0,4	*	0,03	0,04
– in Dosen, Gesamtinhalt	2	*	*	*	0,01	0,02
Brombeere, roh	45	*	0,7	*	0,03	0,04
– Saft	*	*	*	*	0,02	0,03
Dattel. getrocknet	25	*	*	*	0,04	0,09
Erdbeere, roh	3	*	0,1	*	0,03	0,06
Feige, frisch	8	*	*	*	0,06	0,05
– getrocknet	8	*	*	*	0,11	0,10
Granatapfelsaft, frisch	0	*	*	*	0,02	0,03
Grapefruit, roh	34	*	0,3	*	0,05	0,03
Guave, in Dosen, Gesamtinhalt	0	*	*	*	0,04	0,03
Hagebutte, roh	800	*	4,2	*	0,06	0,07
Heidelbeere, roh	6	*	2,1	*	0,02	0,02
– Kulturheidelbeere	10	*	*	*	0,03	0,06
Himbeere, roh	4	*	*	*	0,03	0,07
Holunderbeere, roh	60	*	*	*	0,07	0,07
– Saft	*	*	*	*	0,03	0,06
Honigmelone, roh	783	*	0,1	*	0,06	0,02
Johannisbeere, rot	4	*	0,7	*	0,04	0,03
– schwarz	13	*	1,9	*	0,05	0,05
– weiß	0	*	*	*	0,08	0,02
Kaki, roh	286	*	*	*	0,02	0,02
Kaktusfeige, roh	9	*	*	*	0,01	0,03

Zeichenerklärung: * keine Daten verfügbar; + in Spuren enthalten

Niacin (mg)	B6 (mg)	Panthothen- säure (mg)	Folsäure (mg)	Biotin (mg)	B12 (µg)	C (mg)	Vitamingehalt ausgewählter Nahrungsmittel (pro 100 g verzehrfertiger Anteil)
0,2	0,08	*	*	*	0	20	Ananas, roh
0,3	0,1	*	*	*	0	12	Apfel, ungeschält, roh
0,3	0,05	*	*	*	0	1	– Saft
0,4	0,1	*	42	*	0	5	Apfelsine, roh
0,4	0,05	*	*	*	0	52	– Saft, frisch gepreßt
0,3	0,03	*	*	*	0	42	– Saft, Handelsware
0,7	0,07	*	*	*	0	10	Aprikose, roh
3,3	0,17	*	*	*	0	12	– getrocknet
0,5	0,05	*	*	*	0	4	– in Dosen, Gesamtinhalt
1,1	0,5	*	*	*	0	13	Avocado, roh
0,7	0,37	*	*	*	0	11	Banane, roh
0,2	0,02	*	*	*	0	5	Birne, roh
0,1	0,01	*	*	*	0	2	– in Dosen, Gesamtinhalt
0,4	0,05	*	*	*	0	17	Brombeere, roh
0,3	*	*	*	*	0	10	– Saft
2,0	0,1	*	*	*	0	2	Dattel. getrocknet
0,6	0,06	*	65	*	0	62	Erdbeere, roh
0,4	0,1	*	*	*	0	3	Feige, frisch
1,0	0,12	*	*	*	0	2	– getrocknet
0,2	*	*	*	*	0	8	Granatapfelsaft, frisch
0,2	0,03	*	*	*	0	44	Grapefruit, roh
0,9	*	*	*	*	0	180	Guave, in Dosen, Gesamtinhalt
0,5	0,05	*	*	*	0	1250	Hagebutte, roh
0,4	0,06	*	*	*	0	22	Heidelbeere, roh
0,5	*	*	*	*	0	14	– Kulturheidelbeere
0,3	*	*	30	*	0	25	Himbeere, roh
1,5	0,25	*	*	*	0	18	Holunderbeere, roh
0,4	0,09	*	*	*	0	26	– Saft
0,6	*	*	*	*	0	32	Honigmelone, roh
0,2	0,05	*	*	*	0	36	Johannisbeere, rot
0,3	0,08	*	*	*	0	189	– schwarz
0,2	*	*	*	*	0	35	– weiß
0,3	*	*	*	*	0	16	Kaki, roh
0,4	0,05	*	*	*	0	25	Kaktusfeige, roh

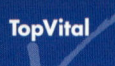

OBST UND OBSTPRODUKTE

Vitamingehalt ausgewählter Nahrungsmittel (pro 100 g verzehrfertiger Anteil)	A (µg)	D (µg)	E (mg)	K (µg)	B₁ (mg)	B₂ (mg)
Kirsche, süß, roh	6	*	0,1	*	0,04	0,04
– sauer, roh	50	*	0,1	*	0,05	0,06
Kiwi, roh	*	*	*	*	0,02	0,05
Korinthe	*	*	*	*	0,03	0,08
Litschi, roh	0	*	*	*	0,03	0,05
Loganbeere, roh	13	*	*	*	0,02	0,03
Mandarine, roh	71	*	0,31	*	0,06	0,03
Mango, roh	201	*	1,0	*	0,05	0,04
Melone, grün, roh	*	*	0,1	*	0,05	0,03
Mirabelle, roh	38	*	*	*	0,06	0,04
Nektarine, roh	*	*	*	*	0,02	0,05
Olive, grün, mariniert	48	*	0,09	*	0,03	0,08
Papaya, roh	160	*	*	*	0,03	0,04
Passionsfrucht, roh	108	*	*	*	0,02	0,10
Pfirsich, roh	15	*	1,0	*	0,03	0,05
– in Dosen, Gesamtinhalt	29	*	*	*	0,01	0,02
Pflaume (Zwetschge), roh	65	*	0,8	*	0,07	0,04
Preiselbeere, roh	4	*	1,0	*	0,02	0,02
Quitte, roh	6	*	*	*	0,03	0,03
Reineclaude, roh	30	*	*	*	*	*
Rosine, ohne Kerne	5	*	*	*	0,10	0,08
Stachelbeere, roh	18	*	0,6	*	0,02	0,02
Wassermelone, roh	87	*	*	*	0,05	0,05
Weintraube, roh	5	*	0,7	*	0,05	0,03
- Saft	*	*	*	*	0,04	0,02
Zitrone, roh	+	*	*	*	0,05	0,02
- Saft	*	*	*	*	0,04	0,01

Zeichenerklärung: * keine Daten verfügbar; + in Spuren enthalten

VITAMINE

Niacin (mg)	B6 (mg)	Panthothensäure (mg)	Folsäure (mg)	Biotin (mg)	B12 (µg)	C (mg)	Vitamingehalt ausgewählter Nahrungsmittel (pro 100 g verzehrfertiger Anteil)
0,3	0,05	*	52	*	0	15	Kirsche, süß, roh
0,4	*	*	80	*	0	12	– sauer, roh
0,4	*	*	*	*	0	71	Kiwi, roh
0,5	*	*	*	*	0	0	Korinthe
0,8	*	*	*	*	0	35	Litschi, roh
0,4	*	*	*	*	0	35	Loganbeere, roh
0,2	0,02	*	*	*	0	32	Mandarine, roh
0,7	*	*	*	*	0	37	Mango, roh
0,5	*	*	*	*	0	25	Melone, grün, roh
0,6	*	*	*	*	0	7	Mirabelle, roh
1,0	*	*	*	*	0	8	Nektarine, roh
0,5	0,02	*	*	*	0	0	Olive, grün, mariniert
0,4	*	*	*	*	0	80	Papaya, roh
2,1	*	*	*	*	0	20	Passionsfrucht, roh
0,9	0,03	*	*	*	0	10	Pfirsich, roh
0,6	0,02	*	*	*	0	4	– in Dosen, Gesamtinhalt
0,4	0,05	*	*	*	0	5	Pflaume (Zwetschge), roh
0,1	0,01	*	*	*	0	12	Preiselbeere, roh
0,2	*	*	*	*	0	14	Quitte, roh
*	*	*	*	*	0	6	Reineclaude, roh
0,5	0,11	*	*	*	0	1	Rosine, ohne Kerne
0,3	0,02	*	*	*	0	34	Stachelbeere, roh
0,3	0,07	1,60	*	*	0	6	Wassermelone, roh
0,3	0,07	*	43	*	0	4	Weintraube, roh
0,2	0,02	*	*	*	0	1	- Saft
0,2	0,06	*	*	*	0	53	Zitrone, roh
0,1	0,05	*	*	*	0	53	- Saft

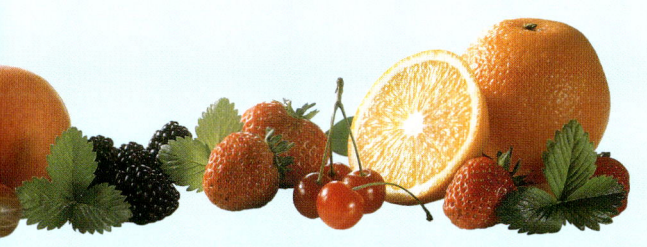

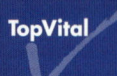

MILCH, MILCHPRODUKTE, KÄSE, EIER

Mineralstoffgehalt ausgewählter Nahrungsmittel (pro 100 g verzehrfertiger Anteil)	Na / mg	K / mg	Ca / mg	P / mg	Mg / mg	Fe / mg
Milch						
Kuhmilch, Vollmilch, 3,5% Fett	50	150	120	100	12	0,0
– fettarm	50	150	120	100	12	0,0
– Rohmilch (Vorzugsmilch)	50	150	120	100	12	0,0
Ziegenmilch	40	170	130	100	15	0,0
Milchprodukte						
Buttermilch	60	150	110	80	16	0,1
Joghurt, 3,5% Fett	50	160	130	100	12	0,0
– fettarm	50	160	130	100	12	0,0
Kondensmilch, 7,5 % Fett	98	322	242	189	27	0,1
– 10 % Fett	128	420	315	246	35	0,1
Molke (Süß-)	45	129	68	43	1	0,0
Sahne, 10 % Fett (Kaffeerahm)	40	132	101	85	11	0,1
– 30% Fett (Schlagsahne)	34	112	80	63	10	0,1
Crème double, 32 % Fett	20	80	70	50	8	0,1
Käse						
1. Frischkäse						
– Rahm-, 50 % F.i.Tr.	400	80	80	130	6	0,0
– Doppelrahm-, 60 % F.i.Tr.	400	90	90	140	8	0,0
– Doppelrahm-, 70 % F.i.Tr	400	110	100	170	10	0,0
Feta, 45 % F.i.Tr.	1300	150	450	370	25	0,3
Körniger Frischkäse, 20% F.i.Tr.	370	80	80	140	8	0,1
Mozzarella, 45% F.i.Tr.	500	100	450	350	20	0,3
Speisequark, 40% F.i.Tr.	40	120	110	180	10	0,1
Speisequark, 20% F.i.Tr.	40	120	120	180	11	0,1
Speisequark, mager	40	140	120	190	11	0,1
2. Gereifter Käse						
Appenzeller, 50% F.i.Tr.	600	100	800	500	36	0,3
Bavaria Blu, 70% F.i.Tr.	700	100	360	200	18	0,3
Camembert, 60% F.i.Tr.	700	120	280	250	16	0,3
– 45 % F.i.Tr.	700	150	350	300	20	0,3

Zeichenerklärung: * keine Daten verfügbar; + in Spuren enthalten

J / µg	F / µg	Mn / µg	Cu / µg	Zn / mg	Se / µg	Mineralstoffgehalt ausgewählter Nahrungsmittel (pro 100 g verzehrfertiger Anteil)
						Milch
7,5	13	5	12	0,36	*	Kuhmilch, Vollmilch, 3,5%
7,5	13	5	12	0,37	*	– fettarm
7,5	13	5	12	0,36	*	– Rohmilch (Vorzugsmilch)
4,0	15	9	35	0,35	*	Ziegenmilch
						Milchprodukte
5	20	4	10	0,5	*	Buttermilch
7,5	13	5	12	0,36	*	Joghurt, 3,5% Fett
7,5	13	5	12	0,37	*	– fettarm
15	26	10	24	0,72	*	Kondensmilch, 7,5 % Fett
20	35	14	33	1,0	*	– 10 % Fett
8	10	0,6	1,8	0,23	*	Molke (Süß-)
12	12	4	25	0,43	*	Sahne, 10 % Fett (Kaffeerahm)
9	9	2,7	18	0,32	*	– 30% Fett (Schlagsahne)
8	8	2,3	16	0,31	*	Crème double, 32 % Fett
						Käse
						1. Frischkäse
7	12	5	12	0,35	*	– Rahm-, 50 % F.i.Tr.
7	12	5	12	0,35	*	– Doppelrahm-, 60 % F.i.Tr.
8	14	6	13	0,4	*	– Doppelrahm-, 70 % F.i.Tr.
25	110	35	80	2,0	*	Feta, 45 % F.i.Tr.
20	17	6	17	0,5	*	Körniger Frischkäse, 20% F.i.Tr.
15	60	20	50	1,7	*	Mozzarella, 45% F.i.Tr.
9	15	6	15	0,5	*	Speisequark, 40% F.i.Tr.
10	16	7	16	0,5	*	Speisequark, 20% F.i.Tr.
10	17	7	17	0,6	*	Speisequark, mager
						2. Gereifter Käse
35	135	50	115	4,0	*	Appenzeller, 50% F.i.Tr.
20	100	30	70	2,4	*	Bavaria Blu, 70% F.i.Tr.
20	100	30	70	2,6	*	Camembert, 60% F.i.Tr.
20	100	30	70	3,0	*	– 45 % F.i.Tr.

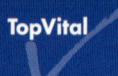

MILCH, MILCHPRODUKTE, KÄSE, EIER

Mineralstoffgehalt ausgewählter Nahrungsmittel (pro 100 g verzehrfertiger Anteil)	Na / mg	K / mg	Ca / mg	P / mg	Mg / mg	Fe / mg
Edamer, deutscher, 45 % F. i. Tr.	600	100	800	550	36	0,3
– 30% F. i. Tr.	600	120	870	560	40	0,3
Emmentaler, 45% F. i. Tr.	300	100	1100	700	43	0,3
Gouda, 48% F. i. Tr.	600	100	750	500	34	0,3
Harzer, Mainzer Handkäse	800	100	180	270	15	0,3
Leerdamer, 45% F. i. Tr.	600	100	750	500	40	0,3
Parmesan, 32% F. i. Tr.	1000	100	1400	950	44	0,6
Raclette, 48% F. i. Tr.	600	100	750	500	34	0,3
Schmelzkäse (Scheiben), 45% F. i. Tr.	1300	150	600	800	30	0,9
Schmelzkäse (streichfähig), 45% F. i. Tr.	1200	150	500	700	30	0,9
Schmelzkäse (streichfähig), 20% F. i. Tr.	1200	200	600	1100	30	0,9
Tilsiter, 45% F. i. Tr.	600	100	750	500	37	0,4
Westberg, 45% F. i. Tr.	600	100	750	500	40	0,3
Ziegenweichkäse, 45% F. i. Tr.	800	230	430	400	25	0,4
Eier						
1 Hühnerei (Gew. Kl. M)	66	75	30	115	7	1,4
1 Hühnerei (Gew. Kl. S)	54	62	26	97	6	1,3
1 Eidotter, mittelgroß, 19 g	10	26	27	108	3	1,4
1 Eiklar, mittelgroß, 33 g	56	49	4	7	4	0,1
Hühnervollei, getrocknet	455	516	208	792	47	9,7
Hühnereigelb, getrocknet	97	267	272	1099	31	13,9

Zeichenerklärung: * keine Daten verfügbar; + in Spuren enthalten

J / µg	F / µg	Mn / µg	Cu / µg	Zn / mg	Se / µg	Mineralstoffgehalt ausgewählter Nahrungsmittel (pro 100 g verzehrfertiger Anteil)
35	115	40	100	3,8	*	Edamer, deutscher, 45 % F. i. Tr.
30	115	40	100	4,0	*	– 30% F. i. Tr.
40	160	40	200	5,1	*	Emmentaler, 45% F. i. Tr.
30	115	40	100	3,7	*	Gouda, 48% F. i. Tr.
10	17	7	17	1,9	*	Harzer, Mainzer Handkäse
30	115	40	100	4,0	*	Leerdamer, 45% F. i. Tr.
40	160	40	200	3,6	*	Parmesan, 32% F. i. Tr.
30	115	40	100	3,7	*	Raclette, 48% F. i. Tr.
35	140	50	120	3,0	*	Schmelzkäse (Scheiben), 45% F. i. Tr.
35	140	50	120	3,0	*	Schmelzkäse (streichfähig), 45% F. i. Tr.
35	140	50	120	3,0	*	Schmelzkäse (streichfähig), 20% F. i. Tr.
30	115	40	100	3,8	*	Tilsiter, 45% F. i. Tr.
30	115	40	100	4,0	*	Westberg, 45% F. i. Tr.
10	110	50	200	3,0	*	Ziegenweichkäse, 45% F. i. Tr.
						Eier
*	*	*	*	*	*	1 Hühnerei (Gew. Kl. M)
*	*	*	*	*	*	1 Hühnerei (Gew. Kl. S)
*	*	*	*	*	*	1 Eidotter, mittelgroß, 19 g
*	*	*	*	*	*	1 Eiklar, mittelgroß, 33 g
*	*	*	*	*	*	Hühnervollei, getrocknet
*	*	*	*	*	*	Hühnereigelb, getrocknet

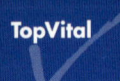

FETTE UND ÖLE

Mineralstoffgehalt ausgewählter Nahrungsmittel (pro 100 g verzehrfertiger Anteil)	Na / mg	K / mg	Ca / mg	P / mg	Mg / mg	Fe / mg
Tierische Fette und Öle						
Butter (Süß- und Sauerrahm-)	5	16	13	21	3	0,1
Rindertalg	0	6	0	7	3	0,3
Schweineschmalz	+	1	*	2	+	0,1
Pflanzliche Fette und Öle						
Erdnußpaste (Erdnußmus)	120	820	74	393	*	1,9
Kokosfett, gereinigt	2	2	2	1	+	+
Maiskeimöl	1	1	15	*	*	1,3
Margarine	101	7	10	10	13	+
Mayonnaise, 80% Fett	702	53	18	28	2	0,5
Olivenöl	1	*	1	*	*	0,1

FISCHE UND MEERESFRÜCHTE

Seefische						
Flunder	92	332	27	200	24	0,5
Heilbutt	67	446	14	202	28	0,6
Hering	117	360	34	250	31	1,1
Kabeljau (Dorsch)	72	350	24	190	25	0,4
Katfisch (Steinbeißer)	105	282	20	179	27	1,0
Makrele	95	396	12	238	28	1,0
Ostseehering	74	370	60	240	*	1,2
Rotbarsch (Goldbarsch)	80	308	22	201	29	0,7
Schellfisch	116	301	18	176	24	0,6
Scholle	104	311	61	198	22	0,9
Seelachs (Köhler)	101	294	41	142	*	*
Seezunge	100	309	29	195	49	0,8
Steinbutt	114	290	17	159	45	0,5
Tintenfisch	*	273	29	143	*	0,8

Zeichenerklärung: * keine Daten verfügbar; + in Spuren enthalten

J / µg	F / µg	Mn / µg	Cu / µg	Zn / mg	Se / µg	Mineralstoffgehalt ausgewähl- ter Nahrungsmittel (pro 100 g verzehrfertiger Anteil)
						Tierische Fette und Öle
*	*	*	*	*	*	Butter (Süß- und Sauerrahm-)
*	*	*	*	*	*	Rindertalg
*	*	*	*	*	*	Schweineschmalz
						Pflanzliche Fette und Öle
*	*	*	*	*	*	Erdnußpaste (Erdnußmus)
*	*	*	*	*	*	Kokosfett, gereinigt
*	*	*	*	*	*	Maiskeimöl
*	*	*	*	*	*	Margarine
*	*	*	*	*	*	Mayonnaise, 80% Fett
*	*	*	*	*	*	Olivenöl
						Seefische
29	200	*	*	*	*	Flunder
52	*	*	200	*	*	Heilbutt
52	350	*	320	*	*	Hering
120	70	*	230	*	*	Kabeljau (Dorsch)
*	*	*	*	*	*	Katfisch (Steinbeißer)
74	350	*	*	*	*	Makrele
50	200	*	300	*	*	Ostseehering
99	140	*	*	*	*	Rotbarsch (Goldbarsch)
243	160	*	230	*	*	Schellfisch
190	*	*	bis 550	*	*	Scholle
200	*	*	*	*	*	Seelachs (Köhler)
17	*	*	*	*	*	Seezunge
*	*	*	*	*	*	Steinbutt
*	*	*	*	*	*	Tintenfisch

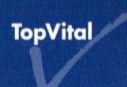
FISCHE UND MEERESFRÜCHTE

Mineralstoffgehalt ausgewählter Nahrungsmittel (pro 100 g verzehrfertiger Anteil)	Na / mg	K / mg	Ca / mg	P / mg	Mg / mg	Fe / mg
Süßwasserfische						
Aal (Flußaal)	65	217	17	223	21	0,6
Barsch (Flußbarsch)	47	330	20	198	20	1,0
Forelle (Bachforelle)	40	465	18	242	27	0,7
Hecht	63	250	20	192	25	0,6
Karpfen	46	306	52	216	30	1,1
Lachs	51	371	13	266	34	1,0
Renke (Felchen)	36	318	60	290	30	0,5
Schleie	80	245	31	156	18	0,8
Zander	81	237	27	194	18	1,4
Meeresfrüchte						
Auster	289	184	82	157	40	5,8
Garnele, Speisekrabbe	146	266	92	224	67	1,8
Hummer	270	220	61	234	22	1,0
Krebs (Flußkrebs)	253	254	43	224	*	2,0
Miesmuschel (Pfahlmuschel)	290	277	27	250	36	5,8

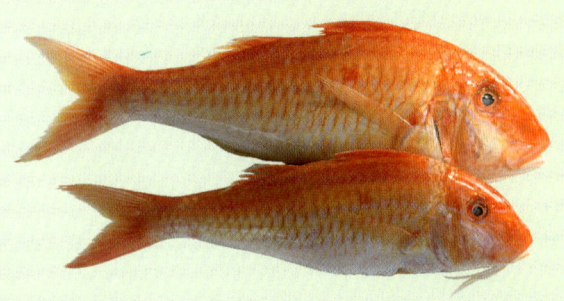

Zeichenerklärung: * keine Daten verfügbar; + in Spuren enthalten

Mineralstoffgehalt ausgewählter Nahrungsmittel (pro 100 g verzehrfertiger Anteil)

J / µg	F / µg	Mn / µg	Cu / µg	Zn / mg	Se / µg	
						Süßwasserfische
*	160	*	*	1,2	*	Aal (Flußaal)
*	*	*	*	*	*	Barsch (Flußbarsch)
*	*	*	*	*	*	Forelle (Bachforelle)
*	*	*	*	1,1	*	Hecht
*	*	*	*	*	*	Karpfen
34	580	*	200	*	*	Lachs
*	*	*	*	1,2	*	Felchen (Renke)
*	*	*	*	*	*	Schleie
*	*	*	*	*	*	Zander
						Meeresfrüchte
*	*	*	*	bis 160	*	Auster
*	*	*	240	2,3	*	Garnele, Speisekrabbe
*	*	*	700	1,6	*	Hummer
*	*	*	*	*	*	Krebs (Flußkrebs)
*	*	*	*	*	*	Miesmuschel (Pfahlmuschel)

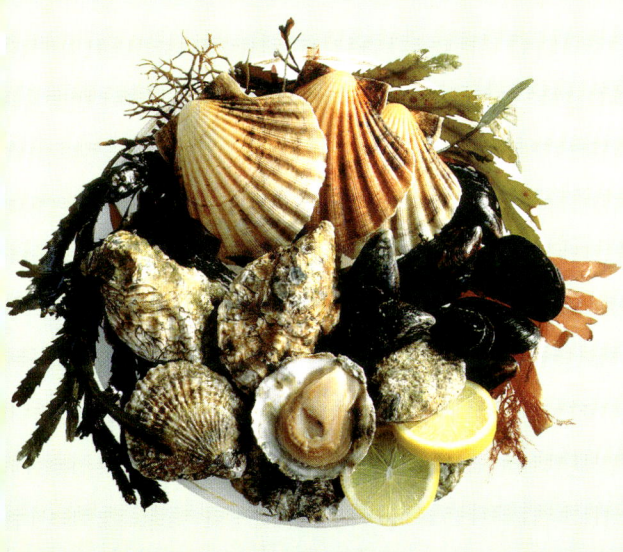

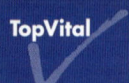
FLEISCH UND GEFLÜGEL

Mineralstoffgehalt ausgewähl- ter Nahrungsmittel (pro 100 g verzehrfertiger Anteil)	Na / mg	K / mg	Ca / mg	P / mg	Mg / mg	Fe / mg
Schweinefleisch						
Bug (Schulter)	74	291	9	149	25	1,8
Haxe (Eisbein)	78	320	2	78	*	*
Filet	75	350	5	175	25	0,8
Kamm (Hals)	76	252	5	139	17	2,2
Keule (Schlegel)	75	300	9	170	25	1,8
Kotelett	65	315	11	150	25	1,8
Schnitzel	56	373	2	194	*	2,3
Leber	75	350	10	360	20	20,0
Niere	175	240	7	260	*	10,0
Rindfleisch						
Filet	50	340	5	165	20	2,1
Hochrippe (Rostbraten)	95	348	12	149	18	2,1
Kamm (Hals)	76	362	13	200	*	3,2
Keule (Schlegel)	80	357	13	195	20	2,6
Lende (Roastbeef)	75	335	12	155	25	2,5
Ochsenschwanz	107	206	13	*	*	*
Hackfleisch, 14 % Fett	*	199	18	190	33	2,4
Leber	115	290	7	360	17	7,1
Niere	236	245	11	250	20	10,0
Zunge	100	255	10	229	10	3,0
Kalbfleisch						
Brust	105	329	11	237	*	3,0
Filet	95	350	12	200	20	1,4
Haxe	115	300	12	200	*	3,0
Keule (Schlegel)	90	345	13	200	16	2,3
Kotelett	95	370	13	195	16	2,1
Schnitzel	83	355	15	206	*	3,0
Leber	85	315	9	305	19	7,9
Lunge	155	305	5	*	*	5,0
Niere	200	290	10	260	18	12,0
Zunge	84	200	9	190	10	3,0

Zeichenerklärung: * keine Daten verfügbar; + in Spuren enthalten

Mineralstoffgehalt ausgewählter Nahrungsmittel (pro 100 g verzehrfertiger Anteil)

J / µg	F / µg	Mn / µg	Cu / µg	Zn / mg	Se / µg	
						Schweinefleisch
1	80	14	100	3,5	7	Bug (Schulter)
*	*	*	*	*	*	Haxe (Eisbein)
1	*	14	105	3,63	7	Filet
*	*	*	*	*	*	Kamm (Hals)
*	60	25	200	2,6	*	Keule (Schlegel)
*	50	60	100	1,39	25	Kotelett
*	*	*	*	*	*	Schnitzel
4	290	360	5000	6,0	60	Leber
*	*	60	170	0,37	200-400	Niere
						Rindfleisch
1	100	20	70	3,6	35	Filet
*	*	*	*	*	*	Hochrippe (Rostbraten)
*	*	*	*	*	*	Kamm (Hals)
*	*	*	*	*	*	Keule (Schlegel)
*	*	*	40	2,5	*	Lende (Roastbeef)
*	*	*	*	*	*	Ochsenschwanz
*	*	*	*	*	*	Hackfleisch, 14 % Fett
4	130	250	3600	5,1	35	Leber
*	200	110	390	2,0	100-500	Niere
*	*	*	*	*	*	Zunge
						Kalbfleisch
*	*	*	*	*	*	Brust
2	20	10	60	4,3	*	Filet
*	*	*	*	*	*	Haxe
3	20	30	250	*	*	Keule (Schlegel)
3	20	30	250	2,3	*	Kotelett
*	*	*	*	*	*	Schnitzel
4	19	280	5500	8,4	40	Leber
*	*	*	*	*	*	Lunge
4	200	50	370	1,8	260	Niere
*	*	*	*	*	*	Zunge

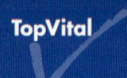
FLEISCH UND GEFLÜGEL

Mineralstoffgehalt ausgewählter Nahrungsmittel (pro 100 g verzehrfertiger Anteil)	Na / mg	K / mg	Ca / mg	P / mg	Mg / mg	Fe / mg
Hammel- und Lammfleisch						
Brust	93	294	9	155	*	2,3
Filet	95	290	12	160	19	2,0
Keule (Schlegel)	80	380	10	215	25	2,5
Kotelett	90	345	9	140	*	2,2
Lende	75	295	9	140	*	2,0
Schnitzel	80	417	*	*	*	2,0
Geflügel						
Ente i. D.	140	290	11	185	*	2,1
Gans i. D.	85	420	12	185	25	2,0
Huhn, Brathuhn	85	360	12	200	35	1,8
– Brust	66	264	14	212	*	1,1
– Keule (Schlegel)	95	250	15	190	*	1,8
– Suppenhuhn	*	190	11	180	*	1,4
– Leber	70	220	18	240	13	7,4
Puter (ausgewachsen)	65	300	25	225	25	1,4
– Brust	45	335	*	*	20	1,0
– Keule	85	290	*	*	17	2,0
– Jungtiere i. D.	65	315	25	240	30	1,5
Wild und sonstige Fleischarten						
Hase, i. D.	50	400	9	220	*	2,4
Hirsch, i. D.	60	330	7	250	30	*
Reh, Keule (Schlegel)	60	309	5	220	*	3,0
– Rücken	85	340	25	220	*	3,0
Fasan	40	245	11	250	20	0,4
Kaninchen	45	380	14	225	30	3,5

Zeichenerklärung:

* keine Daten verfügbar; + in Spuren enthalten i. D. im Durchschnitt

Mineralstoffgehalt ausgewählter Nahrungsmittel (pro 100 g verzehrfertiger Anteil)

J / µg	F / µg	Mn / µg	Cu / µg	Zn / mg	Se / µg	
						Hammel- und Lammfleisch
*	*	*	*	*	*	Brust
*	20	13	90	2,0	1	Filet
2	*	15	100	3,7	2	Keule (Schlegel)
*	*	*	*	*	*	Kotelett
*	*	*	*	*	*	Lende
*	*	*	*	*	*	Schnitzel
						Geflügel
*	*	30	450	*	*	Ente i. D.
4	*	50	330	1,3	25	Gans i. D.
*	35	20	300	0,85	*	Huhn, Brathuhn
*	*	*	*	*	*	– Brust
*	*	*	*	*	14	– Keule (Schlegel)
*	*	*	*	*	*	– Suppenhuhn
*	*	75	300	3,2	65	– Leber
*	*	35	100	2,0	*	Puter (ausgewachsen)
*	*	30	130	1,8	*	– Brust
*	*	50	160	2,4	*	– Keule
*	*	35	110	2,1	*	– Jungtiere i. D.
						Wild und sonstige Fleischarten
+	*	*	*	*	*	Hase, i. D.
*	*	*	*	*	*	Hirsch, i. D.
*	*	*	*	*	*	Reh, Keule (Schlegel)
*	*	*	*	*	*	– Rücken
*	*	17	65	0,96	*	Fasan
*	*	40	150	1,7	10	Kaninchen

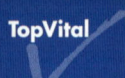

FLEISCH UND GEFLÜGEL

Mineralstoffgehalt ausgewählter Nahrungsmittel (pro 100 g verzehrfertiger Anteil)	Na / mg	K / mg	Ca / mg	P / mg	Mg / mg	Fe / mg
Fleisch- und Wurstwaren						
Bierschinken	753	261	15	152	18	1,5
Bratwurst (vom Schwein)	520	140	5	190	15	1,0
Fleisch- und Leberkäse	599	299	4	*	15	2,0
Fleischwurst (Lyoner)	829	199	14	129	13	1,7
Jagdwurst	818	260	14	144	19	2,9
Kasseler	950	325	6	160	*	2,5
Leberwurst	810	145	40	155	*	5,3
Mortadella	668	207	42	143	19	3,1
Münchner Weißwurst	620	122	25	*	*	*
Rotwurst (Blutwurst)	680	38	7	22	8	6,4
Salami,	1260	300	35	165	*	*
Schinken, gekocht	960	270	15	135	25	2,3
Schinken, roh geräuchert	1400	250	10	205	20	2,2
Speck, durchwachsen	1770	225	9	108	15	0,8
Wiener Würstchen	940	205	13	170	*	2,4

Zeichenerklärung: * keine Daten verfügbar; + in Spuren enthalten

J / µg	F / µg	Mn / µg	Cu / µg	Zn / mg	Se / µg	Mineralstoffgehalt ausgewählter Nahrungsmittel (pro 100 g verzehrfertiger Anteil)
						Fleisch- und Wurstwaren
*	*	*	*	*	*	Bierschinken
*	*	*	*	*	*	Bratwurst (vom Schwein)
*	*	*	*	*	*	Fleisch- und Leberkäse
*	*	*	*	*	*	Fleischwurst (Lyoner)
*	*	*	*	*	*	Jagdwurst
*	*	*	*	*	*	Kasseler
*	*	*	*	*	*	Leberwurst
*	*	*	*	*	*	Mortadella
*	*	*	*	*	*	Münchner Weißwurst
*	*	*	*	*	*	Rotwurst (Blutwurst)
*	*	*	*	*	*	Salami
*	*	*	*	*	*	Schinken, gekocht
*	*	*	*	*	*	Schinken, roh geräuchert
*	*	*	*	*	*	Speck, durchwachsen
*	*	*	*	*	*	Wiener Würstchen

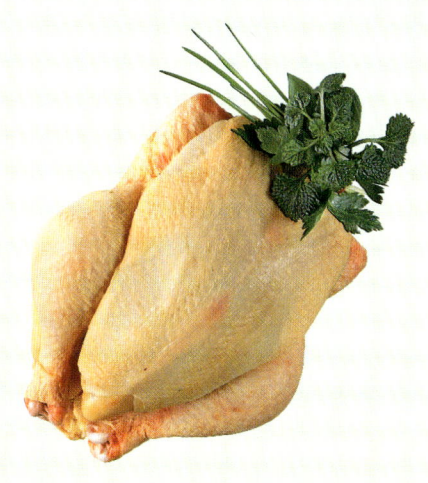

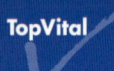

GETREIDE UND GETREIDEERZEUGNISS

Mineralstoffgehalt ausgewählter Nahrungsmittel (pro 100 g verzehrfertiger Anteil)	Na / mg	K / mg	Ca / mg	P / mg	Mg / mg	Fe / mg
Getreide und Mahlprodukte						
Buchweizen, Korn, geschält	2	324	21	254	85	3,2
– Grütze	1	220	12	150	50	2,0
– Vollmehl	1	380	33	189	50	2,0
Gerste, Korn	18	444	33	342	114	2,8
– Perlgraupen	5	190	14	189	125	2,0
Grünkern (Dinkel), Korn	2,8	445	20	410	130	4,2
– Mehl	3	381	24	384	114	3,0
Hafer, Korn	8	355	79	342	129	5,8
– Flocken (Vollkorn)	5	335	55	390	140	4,6
Hirse, Korn	3	215	20	310	170	9,0
Mais, Korn	6	330	15	255	120	1,5
– Grieß (Polenta)	1	80	4	73	20	1,0
– Vollmehl	0,7	120	18	255	45	2,4
Quinoa	10	804	80	328	276	8,0
Reis, Korn, unpoliert	10	150	25	325	155	2,6
– poliert	6	105	6	120	65	0,6
Roggen, Korn	40	510	65	335	120	4,6
– Mehl, Type 815	1	170	20	125	25	2,1
– Mehl, Type 1150	1	295	20	175	65	2,42
– Vollkornmehl, Type 1800	2	440	25	325	85	*
– Keime	*	*	*	*	*	*
Weizen, Korn	8	500	45	345	145	3,0
– Grieß	1	112	17	87	30	1,0
– Mehl, Type 405	2	110	15	75	*	1,1
– Mehl, Type 1050	2	203	14	208	53	2,8
– Vollkornmehl, Type 1700	2	290	40	392	1401	4,0
– Keime, getrocknet	5	835	70	1100	250	8,0
– Speisekleie	2	1390	45	1280	590	3,58

Zeichenerklärung: * keine Daten verfügbar; + in Spuren enthalten

Mineralstoffgehalt ausgewählter Nahrungsmittel (pro 100 g verzehrfertiger Anteil)

Getreide und Mahlprodukte

J / µg	F / µg	Mn / µg	Cu / µg	Zn / mg	Se / µg	
*	*	*	*	*	*	Buchweizen, Korn, geschält
	*	+	700	*	*	– Grütze
3	*	2000	*	*	*	– Vollmehl
7	120	1650	300	3,1	2	Gerste, Korn
*	*	*	*	*	*	– Perlgraupen
*	*	*	260	*	*	Grünkern (Dinkel), Korn
*	*	*	*	*	*	– Mehl
6	95	4000	470	4,5	2	Hafer, Korn
4	35	5000	530	4,4	*	– Flocken (Vollkorn)
3	50	1900	850	1,8	*	Hirse, Korn
3	60	480	160	2,5	2	Mais, Korn
*	*	*	*	*	*	– Grieß (Polenta)
*	*	*	*	*	*	– Vollmehl
*	*	*	*	*	*	Quinoa
2	50	1100	240	1,4	40	Reis, Korn, unpoliert
2	50	2000	130	0,5	40	– poliert
7	150	2400	500	1,3	2	Roggen, Korn
*	*	*	200	0,77	*	– Mehl, Type 815
*	*	*	800	*	*	– Mehl, Type 1150
*	*	*	*	*	*	– Vollkornmehl, Type 1800
*	*	*	750	20	*	– Keime
1	90	3000	630	4,0	70	Weizen, Korn
*	*	*	*	*	1	– Grieß
*	*	740	290	1,1	2	– Mehl, Type 405
*	*	*	*	*	*	– Mehl, Type 1050
8	*	*	400	1,3	*	– Vollkornmehl, Type 1700
*	*	9000	950	12,0	*	– Keime, getrocknet
*	*	3700	1550	13,0	*	– Speisekleie

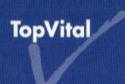

GETREIDE UND GETREIDEERZEUGNISS

Mineralstoffgehalt ausgewählter Nahrungsmittel (pro 100 g verzehrfertiger Anteil)	Na / mg	K / mg	Ca / mg	P / mg	Mg / mg	Fe / mg
Stärkemehle						
Kartoffelstärke	7	15	35	6	5	1,8
Maisstärke	3	7	+	30	2	0,5
Reisstärke	61	8	20	10	2	+
Weizenstärke	2	16	0	20	+	0
Brot und Backwaren						
Roggenmischbrot	537	185	23	183	40	2,3
Roggenschrot- und -vollkornbrot	525	290	45	200	*	3,3
Weizenmischbrot	553	177	17	127	75	1,7
Weizenschrot- und -vollkornbrot	380	270	65	195	90	2,0
Weizenbrötchen (Semmel)	553	130	27	102	30	1,2
Weizentoastbrot	551	160	25	90	24	2,2
Knäckebrot	463	436	55	318	68	5,0
Pumpernickel	370	338	55	147	80	2,4
Frühstücksflocken						
Kleieflocken, gezuckert	*	1000	70	1000	*	9,0
Cornflakes	938	120	13	59	14	2,0
Müslimischung, trocken	15	420	75	140	65	3,0
Teigwaren						
Eiernudeln, roh	17	164	27	195	67	1,6
Teigwaren (eifrei), roh	5	*	22	165	*	1,5

Zeichenerklärung: * keine Daten verfügbar; + in Spuren enthalten

MINERALSTOFFE

Mineralstoffgehalt ausgewählter Nahrungsmittel (pro 100 g verzehrfertiger Anteil)

J / µg	F / µg	Mn / µg	Cu / µg	Zn / mg	Se / µg	
						Stärkemehle
*	*	*	*	*	*	Kartoffelstärke
*	*	*	*	*	*	Maisstärke
*	*	*	*	*	*	Reisstärke
*	*	*	*	*	*	Weizenstärke
						Brot und Backwaren
*	69	*	*	*	*	Roggenmischbrot
*	100	*	680	*	*	Roggenschrot- und -vollkornbrot
*	69	*	*	*	*	Weizenmischbrot
*	*	2300	420	2,0	2	Weizenschrot- und -vollkornbrot
*	*	*	*	*	*	Weizenbrötchen (Semmel)
*	60	*	*	*	*	Weizentoastbrot
*	*	*	*	*	*	Knäckebrot
*	69	*	*	*	*	Pumpernickel
						Frühstücksflocken
*	*	*	*	*	*	Kleieflocken, gezuckert
*	*	*	*	*	*	Cornflakes
*	*	*	*	*	*	Müslimischung, trocken
						Teigwaren
*	*	*	*	*	*	Eiernudeln, roh
*	*	*	*	*	*	Teigwaren (eifrei), roh

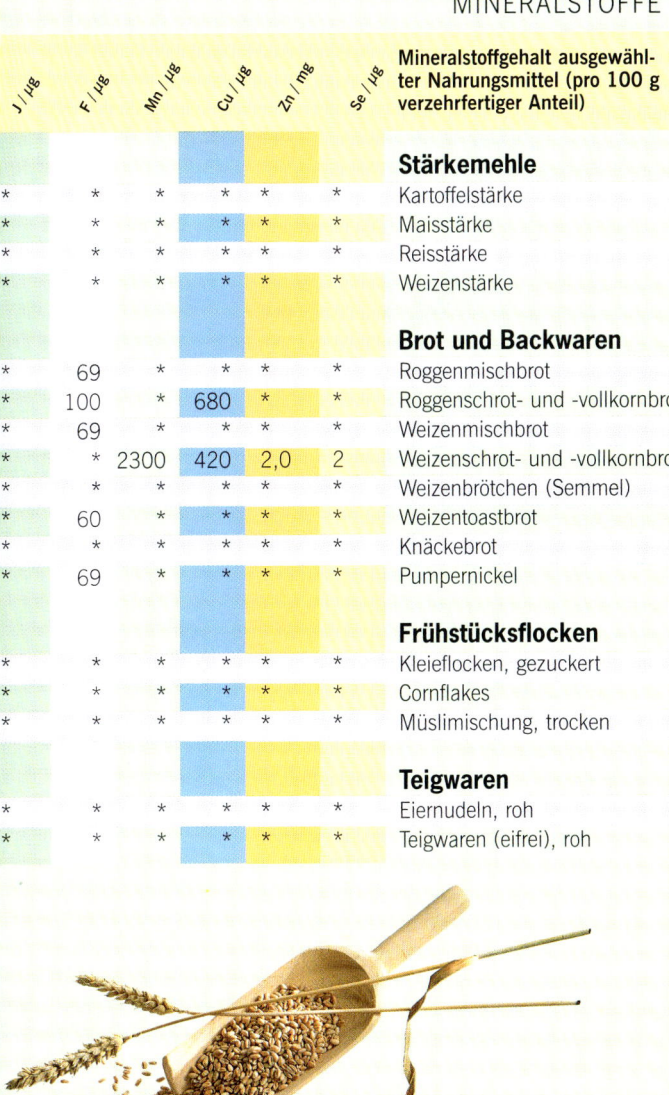

85

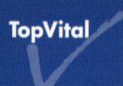

HÜLSENFRÜCHTE UND SPROSSEN

Mineralstoffgehalt ausgewählter Nahrungsmittel (pro 100 g verzehrfertiger Anteil)	Na / mg	K / mg	Ca / mg	P / mg	Mg / mg	Fe / mg
Alfalfa/Luzerne, Sprosse, frisch	6	79	30	70	27	1,0
Bohnenkern, weiß	3	1300	113	430	140	6,1
Erbse	26	930	51	378	116	5,2
Kichererbsen	25	580	110	430	110	7,2
Limabohne	20	1750	90	350	200	6,0
Linsen	4	810	75	410	75	7,0
Sojabohnen	4	1740	255	590	245	8,5
Sojakäse (Tofu)	7	121	105	98	103	5,4
Sojasprossen, frisch	17	250	42	58	25	0,8

SAMEN, KERNE UND NÜSSE

	Na / mg	K / mg	Ca / mg	P / mg	Mg / mg	Fe / mg
Cashewkern	15	552	31	375	270	2,8
Erdnuß	5	705	60	370	165	2,1
Haselnußkern	2	635	225	335	155	3,8
Kastanie (Marone)	2	705	35	87	45	1,3
Kokosnuß (Fruchtmark)	35	380	20	95	39	2,2
Kokosmilch	47	282	27	33	28	0,1
Kokosraspel	28	750	22	160	90	3,6
Macadamianuß	265	*	50	200	*	0,2
Mandelkern	23	835	250	455	170	4,0
Paranuß	2	645	130	675	160	3,4
Pecannuß	3	605	75	290	140	2,4
Pinienkern	*	*	12	605	*	5,2
Pistazienkern	*	1020	135	500	160	7,3
Sesamsamen	45	460	785	605	345	10,0
Sonnenblumenkern, geschält	2	725	100	620	420	6,3
Walnußkern	2	545	85	410	130	2,5

Zeichenerklärung: * keine Daten verfügbar; + in Spuren enthalten

J / µg	F / µg	Mn / µg	Cu / µg	Zn / mg	Se / µg	Mineralstoffgehalt ausgewählter Nahrungsmittel (pro 100 g verzehrfertiger Anteil)
*	*	*	*	*	*	Alfalfa/Luzerne, Sprosse, frisch
*	*	2000	*	2,8	*	Bohnenkern, weiß
15	40	1300	740	3,8	*	Erbse
	*	*	*	*	*	Kichererbsen
*	*	1950	780	3,1	*	Limabohne
*	25	*	660	5,0	11	Linsen
6	*	3000	110	1,0	60	Sojabohnen
*	*	*	*	*	*	Sojakäse (Tofu)
*	*	*	*	*	*	Sojasprossen, frisch
10	140	840	3700	4,8	*	Cashewkern
13	130	1000	550	3,07	2	Erdnuß
2	*	6000	1280	1,87	2	Haselnußkern
+	*	750	230	*	*	Kastanie (Marone)
1	*	1310	3650	0,5	810	Kokosnuß (Fruchtmark)
*	*	*	*	*	*	Kokosmilch
*	*	*	*	*	*	Kokosraspel
*	*	*	*	*	*	Macadamianuß
2	90	2000	850	2,0	2	Mandelkern
+	*	600	1300	4,0	100	Paranuß
500	*	*	*	*	3	Pecannuß
*	*	*	*	*	*	Pinienkern
*	*	*	*	*	450	Pistazienkern
*	*	*	1600	*	800	Sesamsamen
*	*	2400	2800	5,2	*	Sonnenblumenkern, geschält
3	680	2000	880	2,7	*	Walnußkern

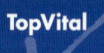

GEMÜSE, KRÄUTER, PILZE

Mineralstoffgehalt ausgewählter Nahrungsmittel (pro 100 g verzehrfertiger Anteil)	Na / mg	K / mg	Ca / mg	P / mg	Mg / mg	Fe / mg
Gemüse und Kräuter						
Artischocke	47	350	53	130	26	1,5
Aubergine	3	224	13	21	11	0,4
Bambussprosse, roh	6	470	15	55	*	0,7
Bleichsellerie, roh	132	344	80	48	12	0,5
Blumenkohl, roh	16	330	20	55	17	0,6
Bohne, grün, roh	2	250	55	40	25	0,8
Brennessel	18	316	190	61	*	*
Brokkoli, roh	13	373	113	82	24	1,3
Brunnenkresse	12	276	180	64	34	3,1
Chicoree, roh	4	190	25	25	13	0,7
Chinakohl	19	144	40	30	11	0,6
Endivie	53	320	55	55	10	1,4
Erbse, grün, roh	1	340	15	100	30	1,9
Feldsalat	4	420	32	49	13	2,0
Fenchel, Knolle	85	495	110	50	50	2,7
Gartenkresse	5	550	215	38	40	2,9
Grünkohl, roh	40	490	210	85	30	1,9
Gurke (Salatgurke)	8	141	15	25	8	0,5
Kartoffel, roh	3	411	6	50	20	0,4
Knoblauch, roh	19	530	40	135	35	1,4
Knollensellerie, roh	77	310	68	80	9	0,5
Kohlrabi, roh	32	372	68	51	43	0,9
Kohlrübe, roh	10	227	47	39	11	0,5
Kopfsalat	8	172	20	22	9	0,3
Kürbis, roh	1	383	22	44	8	0,8
Löwenzahnblatt	76	435	173	70	36	3,1
Mangold, roh	90	376	103	39	*	2,7
Meerrettich, roh	9	554	105	65	33	1,4
Möhre (Karotte), roh	60	290	41	36	17	2,1
Paprikaschote, grün, roh	2	190	11	30	12	0,7
Paprikaschote, rot, roh	5	260	10	30	14	0,5
Pastinake, roh	8	469	51	73	22	0,6
Petersilienblatt	33	1000	245	128	41	6,0

Zeichenerklärung: * keine Daten verfügbar; + in Spuren enthalten

Mineralstoffgehalt ausgewählter Nahrungsmittel (pro 100 g verzehrfertiger Anteil)

Gemüse und Kräuter

J / µg	F / µg	Mn / µg	Cu / µg	Zn / mg	Se / µg	
*	*	380	320	0,06	*	Artischocke
1	*	190	90	0,28	*	Aubergine
*	*	*	*	*	*	Bambussprosse, roh
+	*	*	120	0,11	*	Bleichsellerie, roh
+	12	170	140	0,23	1– 16	Blumenkohl, roh
3	12	380	140	0,18	1	Bohne, grün, roh
*	*	*	*	*	*	Brennessel
1	10	260	200	0,94	*	Brokkoli, roh
*	*	*	*	*	*	Brunnenkresse
1	*	300	140	0,19	*	Chicoree, roh
+	15	280	20	0,34	*	Chinakohl
6	*	220	100	0,34	13	Endivie
4	25	660	380	1,03	1	Erbse, grün, roh
*	*	*	110	0,54	*	Feldsalat
*	*	*	60	0,25	*	Fenchel, Knolle
*	25	*	*	*	*	Gartenkresse
12	20	550	90	0,33	2	Grünkohl, roh
3	20	150	90	0,16	0-60	Gurke (Salatgurke)
4	10	150	150	270	4-20	Kartoffel, roh
3	*	460	260	1,0	20	Knoblauch, roh
3	14	150	20	0,31	1–10	Knollensellerie, roh
1	*	130	120	0,26	8–165	Kohlrabi, roh
4	30	40	80	0,08	*	Kohlrübe, roh
3	30	350	55	0,22	1–10	Kopfsalat
1	*	65	80	0,2	*	Kürbis, roh
*	*	*	*	*	*	Löwenzahnblatt
*	*	300	80	0,35	*	Mangold, roh
1	*	460	140	1,4	+	Meerrettich, roh
15	25	210	130	0,64	+	Möhre (Karotte), roh
2	*	100	100	0,18	1	Paprikaschote, grün, roh
1	*	100	80	0,26	*	Paprikaschote, rot, roh
4	10	400	100	0,85	*	Pastinake, roh
15	110	3000	520	0,9	bis 110	Petersilienblatt

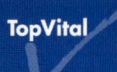

GEMÜSE, KRÄUTER, PILZE

Mineralstoffgehalt ausgewählter Nahrungsmittel (pro 100 g verzehrfertiger Anteil)	Na / mg	K / mg	Ca / mg	P / mg	Mg / mg	Fe / mg
Porree (Lauch), roh	5	225	85	45	18	1,0
Radieschen, roh	17	255	35	28	8	1,2
Rettich	18	322	32	30	15	0,8
Rhabarber, roh	2	270	50	25	13	0,5
Rosenkohl, roh	7	390	31	80	22	1,1
Rote Bete, roh	62	335	29	45	25	0,9
– Saft	200	242	2	29	*	*
Rotkohl, roh	4	267	35	32	18	0,5
Sauerampferblatt	4	362	54	71	41	8,5
Sauerkraut, abgetropf, roht	355	288	48	43	14	0,6
Schnittlauch	3	434	129	75	44	1,9
Schwarzwurzel, roh	5	320	53	76	23	3,3
Spargel, roh	4	203	26	46	18	0,7
Spinat, roh	65	633	126	55	58	4,1
Süßkartoffel (Batate), roh	4	400	35	45	25	0,8
Tomate, roh	3	242	9	18	14	0,6
– Saft	5	230	15	15	10	0,6
Topinambur, roh	*	480	10	80	20	3,7
Weiße Rübe, roh	58	240	50	28	7	0,4
Weißkohl, roh	13	208	49	29	23	0,5
Wirsing, roh	9	275	47	55	12	0,9
Zucchini, roh	3	152	30	25	+	1,5
Zuckermais, Maiskörner, roh	0,3	300	6	115	50	0,5
Zwiebel, roh	9	135	27	42	11	0,5
Pilze						
Austernpilz	6	254	12	67	13	1,2
Birkenpilz	2	346	9	115	*	1,6
Butterpilz	*	190	25	*	6	1,3
Champignon (Zucht-)	12	418	10	120	13	1,1
Morchel (Speise-)	2	390	11	162	11	1,2
Pfifferling	3	367	4	56	14	6,5
Steinpilz	6	486	23	115	12	1,0

Zeichenerklärung: * keine Daten verfügbar; + in Spuren enthalten

J / µg	F / µg	Mn / µg	Cu / µg	Zn / mg	Se / µg	Mineralstoffgehalt ausgewählter Nahrungsmittel (pro 100 g verzehrfertiger Anteil)
1	10	190	55	0,31	0–10	Porree (Lauch), roh
8	70	125	150	0,16	*	Radieschen, roh
8	*	50	130	0,2	2–30	Rettich
1	40	130	50	0,13	*	Rhabarber, roh
1	*	260	90	0,87	18	Rosenkohl, roh
1	20	1000	190	0,59	1–20	Rote Bete, roh
*	*	*	*	*	*	– Saft
5	12	100	60	0,22	2	Rotkohl, roh
*	*	*	*	*	*	Sauerampferblatt
*	45	140	130	0,32	*	Sauerkraut, abgetropft, roh
4	*	*	*	*	*	Schnittlauch
*	*	410	300	0,22	*	Schwarzwurzel, roh
7	50	270	150	0,5	*	Spargel, roh
2	110	760	120	0,5	2–18	Spinat, roh
*	*	*	*	*	*	Süßkartoffel (Batate), roh
2	25	140	90	0,24	1–10	Tomate, roh
*	*	*	*	*	*	– Saft
*	*	*	*	*	*	Topinambur, roh
8	*	70	70	0,23	3–25	Weiße Rübe, roh
5	12	100	60	0,21	18	Weißkohl, roh
*	*	200	70	0,3	3	Wirsing, roh
2	*	140	80	*	*	Zucchini, roh
3	*	200	60	1,0	3	Zuckermais, Maiskörner, roh
2	40	230	80	0,82	1–10	Zwiebel, roh

Pilze

J / µg	F / µg	Mn / µg	Cu / µg	Zn / mg	Se / µg	
*	*	*	*	*	*	Austernpilz
*	*	*	*	*	*	Birkenpilz
*	*	*	*	*	*	Butterpilz
8	30	110	400	0,39	7	Champignon (Zucht-)
*	*	*	*	*	*	Morchel (Speise-)
*	50	180	600	0,65	1	Pfifferling
*	65	170	230	0,7	*	Steinpilz

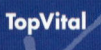

OBST UND OBSTPRODUKTE

Mineralstoffgehalt ausgewählter Nahrungsmittel (pro 100 g verzehrfertiger Anteil)	Na / mg	K / mg	Ca / mg	P / mg	Mg / mg	Fe / mg
Ananas, roh	2	172	16	9	17	0,4
Apfel, ungeschält, roh	3	144	4	6	10	0,5
– Saft	2	115	7	7	4	0,2
Apfelsine, roh	1	189	42	22	14	0,4
– Saft, frisch gepreßt	1	157	11	16	12	0,2
– Saft, Handelsware	1	170	15	16	12	0,2
Aprikose, roh	2	280	17	22	9	0,6
– getrocknet	11	1370	82	111	50	4,4
– in Dosen, Gesamtinhalt	13	171	11	15	9	0,7
Avocado, roh	3	503	10	38	29	0,6
Banane, roh	1	382	8	27	36	0,7
Birne, roh	2	128	9	13	8	0,3
– in Dosen, Gesamtinhalt	4	65	6	8	4	0,4
Brombeere, roh	2	180	44	30	30	0,9
– Saft	1	170	12	12	*	0,9
Dattel, getrocknet	18	649	61	60	50	2,5
Erdbeere, roh	2	147	24	25	15	1,0
Feige, frisch	2	217	54	32	20	0,6
– getrocknet	37	850	190	108	70	3,2
Granatapfelsaft, frisch	1	200	3	8	3	0,2
Grapefruit, roh	2	180	18	16	10	0,4
Guave, in Dosen, Gesamtinhalt	7	120	8	11	6	*
Hagebutte, Fleisch und Schale	146	291	257	258	104	0,5
Heidelbeere, roh	1	73	13	11	2	0,9
– Kulturheidelbeere, roh	*	80	15	13	6	1,0
Himbeere, roh	1	169	40	44	30	1,0
Holunderbeere, roh	1	303	37	57	30	1,6
– Saft, ungezuckert	1	288	5	45	*	*
Honigmelone, roh	20	330	6	21	10	0,2
Johannisbeere, rot	1	238	29	27	13	0,9
– schwarz	1	310	43	40	17	1,3
– weiß	2	268	30	23	9	1,0
Kaki, roh	4	170	10	20	8	0,3
Kaktusfeige, roh	*	90	24	28	*	0,3

Zeichenerklärung: * keine Daten verfügbar; + in Spuren enthalten

J / µg	F / µg	Mn / µg	Cu / µg	Zn / mg	Se / µg	Mineralstoffgehalt ausgewählter Nahrungsmittel (pro 100 g verzehrfertiger Anteil)
5	14	110	80	0,26	1	Ananas, roh
2	7	65	100	0,12	1-6	Apfel, ungeschält, roh
1	10	120	60	0,12	*	– Saft
2	5	30	65	0,1	4	Apfelsine, roh
*	*	*	*	*	*	– Saft, frisch gepreßt
+	*	30	55	0,12	*	– Saft, Handelsware
1	10	270	150	0,07	*	Aprikose, roh
3	50	2000	800	400	*	– getrocknet
*	*	*	*	*	*	– in Dosen, Gesamtinhalt
*	*	140	210	*	*	Avocado, roh
3	20	530	130	0,22	4	Banane, roh
2	12	50	90	0,23	1	Birne, roh
*	*	*	*	*	*	– in Dosen, Gesamtinhalt
+	*	600	140	*	*	Brombeere, roh
*	*	*	*	*	*	– Saft
1	*	150	330	0,34	3	Dattel, getrocknet
1	25	200	120	0,12	*	Erdbeere, roh
2	20	*	70	0,25	*	Feige, frisch
4	*	350	380	0,9	*	– getrocknet
*	*	*	*	*	*	Granatapfelsaft, frisch
1	25	13	40	0,17	+	Grapefruit, roh
*	*	*	*	*	*	Guave, in Dosen, Gesamtinhalt
1	60	1000	1800	0,92	+	Hagebutte, Fleisch und Schale
*	2	2500	110	0,1	*	Heidelbeere, roh
*	*	*	*	*	*	– Kulturheidelbeere, roh
1	*	1200	140	0,53	*	Himbeere, roh
3	*	*	60	0,21	*	Holunderbeere, roh
*	*	*	*	*	*	– Saft, ungezuckert
1	*	*	85	0,2	*	Honigmelone, roh
1	25	600	100	0,2	+	Johannisbeere, rot
1	30	680	110	0,18	*	– schwarz
*	*	*	*	*	*	– weiß
*	*	*	*	*	*	Kaki, roh
*	*	*	*	*	*	Kaktusfeige, roh

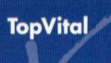

OBST UND OBSTPRODUKTE

Mineralstoffgehalt ausgewählter Nahrungsmittel (pro 100 g verzehrfertiger Anteil)	Na / mg	K / mg	Ca / mg	P / mg	Mg / mg	Fe / mg
Kirsche, süß, roh	3	229	17	20	11	0,4
– sauer, roh	2	114	8	19	8	0,5
Kiwi, roh	4	295	40	31	24	0,8
Korinthe	20	710	95	40	36	1,8
Litschi, roh	3	182	8	30	10	0,4
Mandarine, roh	2	210	33	19	11	0,4
Mango, roh	7	190	10	13	18	0,4
Mirabelle, roh	0,4	230	12	35	15	0,5
Nektarine, roh	9	270	4	24	13	0,5
Olive, grün, mariniert	2250	49	96	17	19	1,7
– schwarz, griechische Art	3288	*	*	29	*	*
Papaya, roh	3	200	23	15	40	0,4
Passionsfrucht (Maracuja)	28	250	16	54	39	1,1
Pfirsich, roh	1	204	8	21	9	0,5
– in Dosen, Gesamtinhalt	3	130	4	13	5	0,3
Pflaume (Zwetschge), roh	2	221	14	18	10	0,4
Preiselbeere, roh	2	77	14	10	6	0,5
Quitte, roh	3	201	10	19	8	0,7
Reineclaude, roh	1	243	13	25	10	1,1
Rosine, ohne Kerne	21	860	80	110	45	2,3
Stachelbeere, roh	1	179	24	30	15	0,6
Wassermelone, roh	1	158	11	15	3	0,4
Weintraube, roh	3	183	15	20	9	0,5
– Saft	3	132	12	12	9	0,4
Zitrone, roh	3	144	19	16	28	0,6
– Saft	1	138	11	11	10	0,1

Zeichenerklärung: * keine Daten verfügbar; + in Spuren enthalten

MINERALSTOFFE

J / µg	F / µg	Mn / µg	Cu / µg	Zn / mg	Se / µg	Mineralstoffgehalt ausgewählter Nahrungsmittel (pro 100 g verzehrfertiger Anteil)
1	18	63	95	0,15	*	Kirsche, süß, roh
*	*	*	*	*	*	– sauer, roh
*	*	*	*	*	*	Kiwi, roh
*	*	*	*	*	*	Korinthe
*	*	*	*	*	*	Litschi, roh
1	10	40	90	0,08	17	Mandarine, roh
2	*	25	120	*	*	Mango, roh
*	*	*	*	*	*	Mirabelle, roh
*	*	*	*	*	*	Nektarine, roh
*	*	60	270	*	*	Olive, grün, mariniert
*	*	*	*	*	*	– schwarz, griechische Art
*	*	*	*	*	*	Papaya, roh
*	*	*	*	*	*	Passionsfrucht (Maracuja)
1	20	110	50	0,02	+	Pfirsich, roh
*	*	*	*	*	*	– in Dosen, Gesamtinhalt
1	2	80	95	0,07	+	Pflaume (Zwetschge), roh
5	*	1000	260	0,25	*	Preiselbeere, roh
*	6	40	130	*	*	Quitte, roh
*	*	*	*	*	*	Reineclaude, roh
*	*	*	*	*	*	Rosine. ohne Kerne
+	11	40	95	0,1	*	Stachelbeere, roh
1	11	110	70	0,1	*	Wassermelone, roh
*	*	*		*	*	Weintraube, roh
*	*	*	*	*	*	– Saft
1	10	30	350	0,12	1–12	Zitrone, roh
*	*	*	*	*	*	– Saft

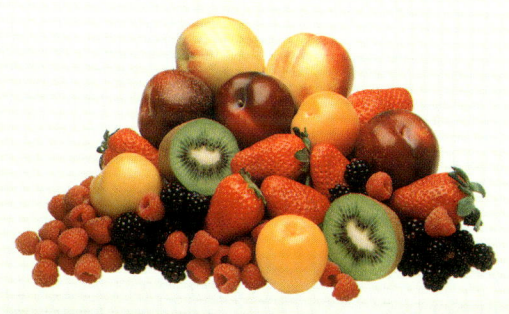

Bildnachweis:
Mosaik Verlag PRISMA-Foto-
service, München, Seite 4
(Teubner), 5 oben (Piepenstock), 21 (Brauner), 23 (Teubner), 35 (Piepenstock);
StockFood, München, Seite 5
unten (Maximilian Stock LTD),
6 (Jan-Peter Westermann),
9 (Maximilian Stock LTD),
10 (Ulrike Köb), 13
(S. & P. Eising), 17 (Maximilian
Stock LTD), 27 (Studio Eising),
28 (Zabert Sandmann Verlag),
31 (Maximilian Stock LTD),
39 (Walter Pfisterer), 41 (Bodo
A. Schieren), 45 (TH Foto-Wer-
bung), 47 (Zabert Sandmann
Verlag), 57 (Rosenfeld Images
LTD), 67 (S. & P. Eising,
74 (Rosenfeld/Maximilian),
75 (Maximilian Stock LTD),
81 (Maximilian Stock LTD),
85 (Rosenfeld/Maximilian),
95 (Viennaslide/Richter)

© 1998 Mosaik Verlag
München in der Verlagsgruppe
Bertelsmann GmbH / 5 4 3 2 1

Lektorat: Dr. Reitter & Partner
Verlag GmbH, Vaterstetten
Design: Gowers Elmes, London
Umschlaggestaltung:
Design Team München
Umschlagfoto: Premium/Bunka
Satz: Dr. Reitter & Partner Verlag
GmbH, Vaterstetten
Druck: Alcione, Trento
Bindung: Ecoprint, Lavis-Trento
Printed in Italy
ISBN 3-576-11207-3

Quellenverzeichnis:
Souci, S.W.; Fachmann, W.;
Kraut, H.: *Die Zusammenset-
zung der Lebensmittel, Nähr-
wert-Tabellen*, 5. Auflage, med-
pharm-Verlag, Stuttgart 1994
Souci, S.W.; Fachmann, W.;
Kraut, H.: *Lebensmitteltabelle
für die Praxis*, 2. Auflage, Wis-
senschaftliche Verlagsgesell-
schaft mbH, Stuttgart 1991
Renner, E.; Renz-Schauen, B.;
Drathen, M.: *Nährwerttabellen
für Milch und Milchprodukte*,
Verlag M. Drathen, Gießen 1994